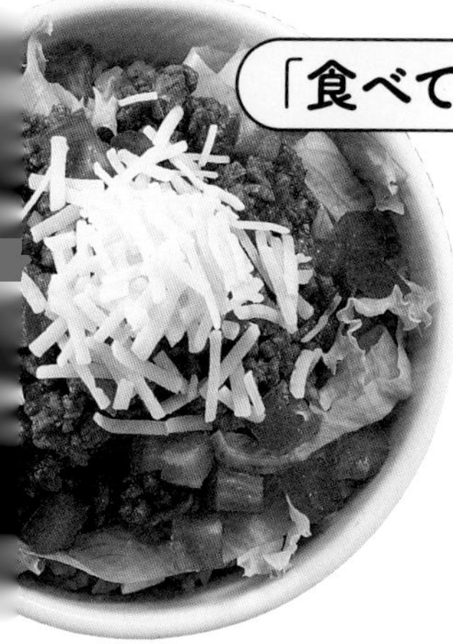

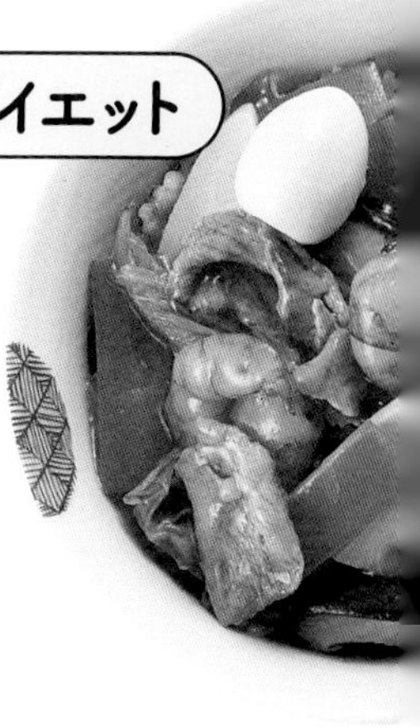

「食べてやせる」栄養学的に正しいダイエット

慈恵医大病院が考えた、やせ麦丼

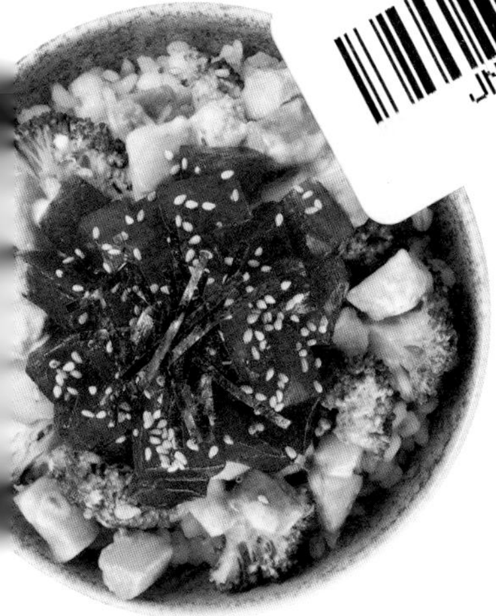

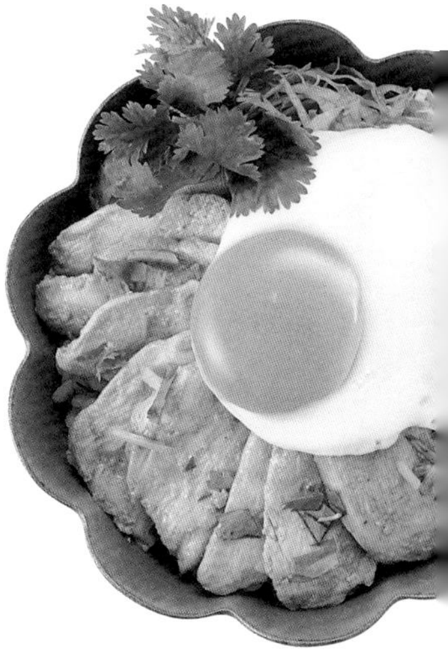

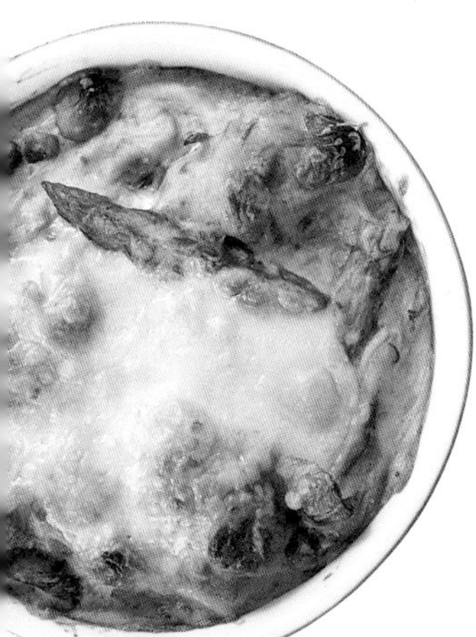

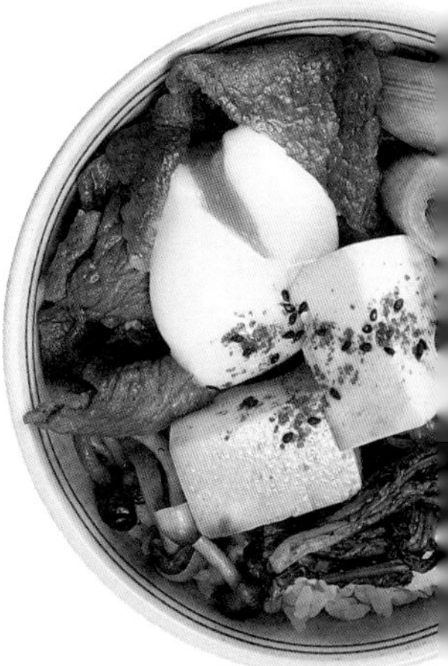

東京慈恵会医科大学附属病院栄養部
濱 裕宣　赤石定典

主婦と生活社

栄養学的に、本当に正しいダイエットを伝えたい——慈恵医大病院栄養部は考えました。

「ダイエットの成功」とはなんでしょうか。
体重を落とすことができても、そこに無理があったり、
病気の原因になっては意味がありません。
「ナチュラルに健康的にやせること」、
日本で一番歴史のある大学病院栄養部が
この〝答え〟を導き出します。

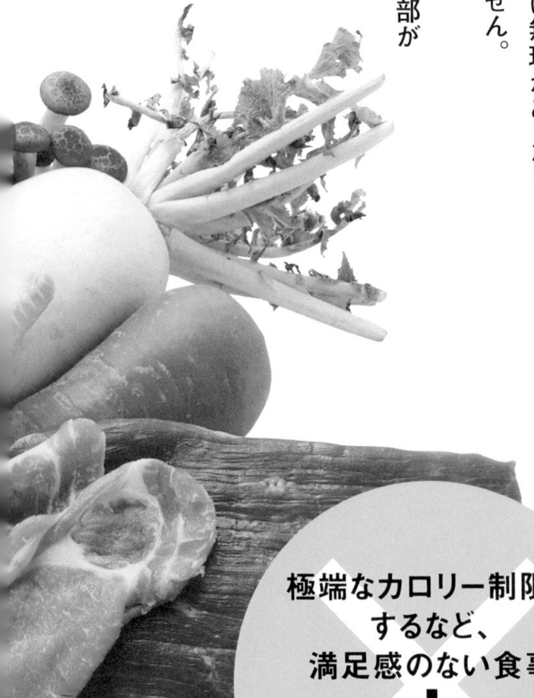

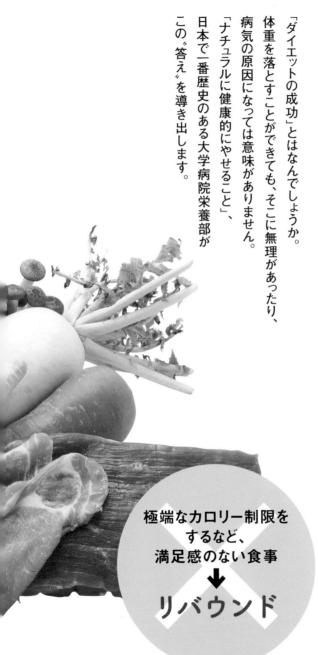

極端なカロリー制限をするなど、満足感のない食事

↓

リバウンド

自分に合っていない
エクササイズなど、
やり方がむずかしい、めんどう
↓
長続きしない

ひとつの食材だけに
偏った食事制限など、
栄養が不十分
↓
病気のモト
お肌カサカサ

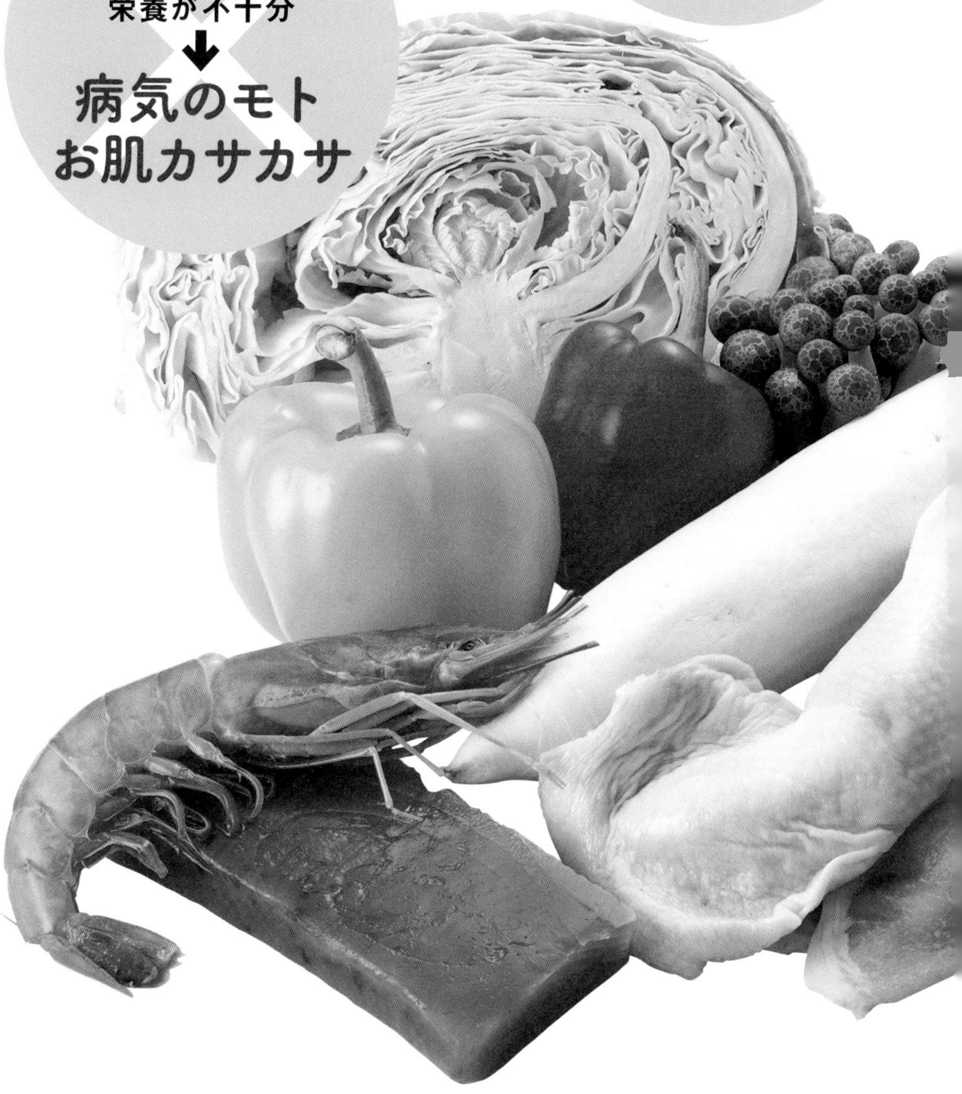

結論

究極のダイエットフード「やせ麦丼」が完成しました。

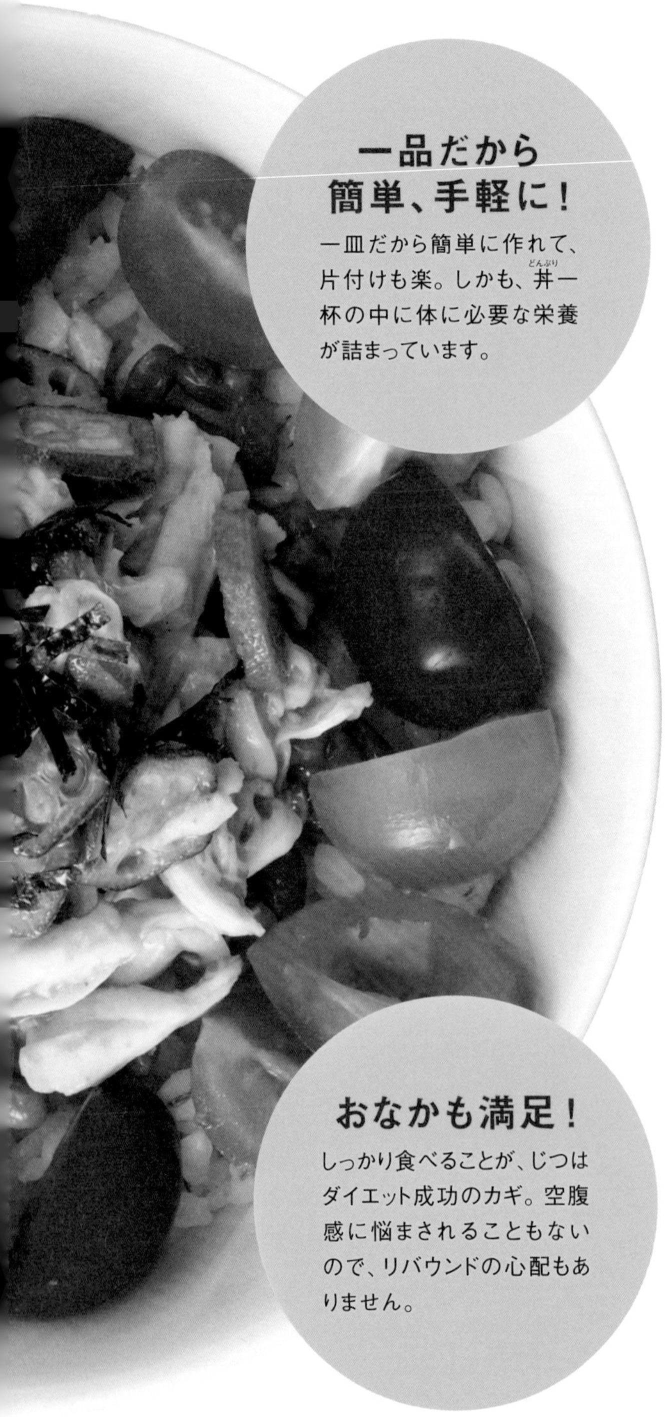

一品だから簡単、手軽に！

一皿だから簡単に作れて、片付けも楽。しかも、丼《どんぶり》一杯の中に体に必要な栄養が詰まっています。

おなかも満足！

しっかり食べることが、じつはダイエット成功のカギ。空腹感に悩まされることもないので、リバウンドの心配もありません。

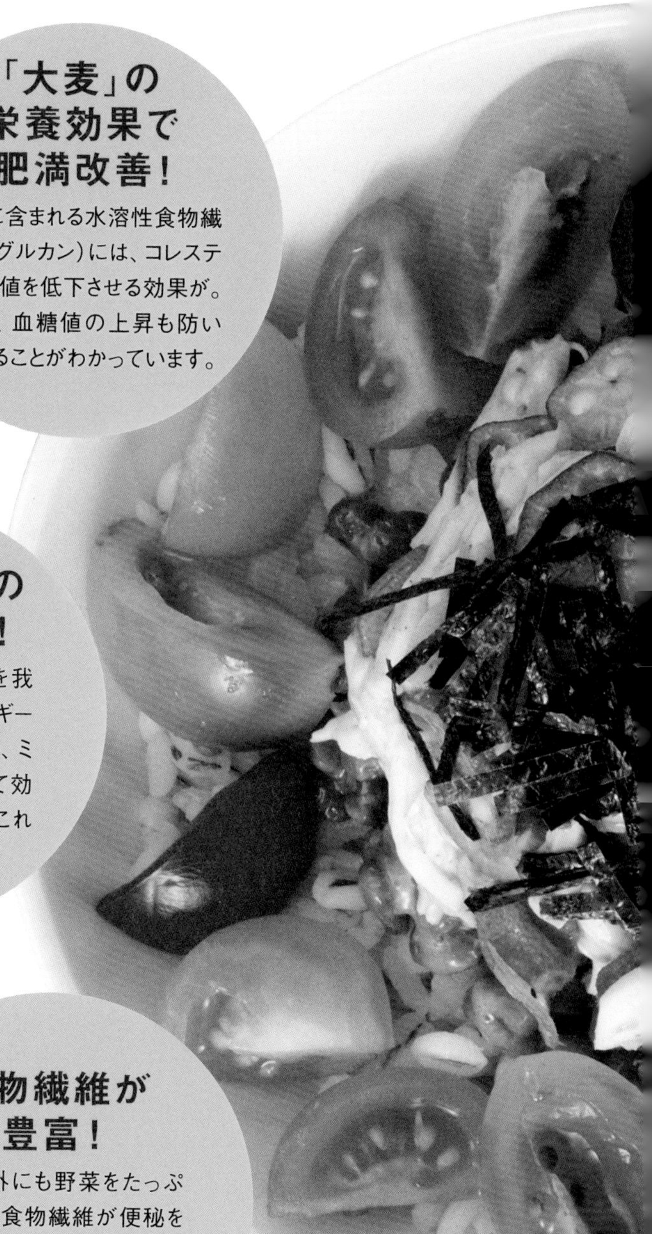

「大麦」の栄養効果で肥満改善!

大麦に含まれる水溶性食物繊維(β-グルカン)には、コレステロール値を低下させる効果が。さらに、血糖値の上昇も防いでくれることがわかっています。

食材(栄養)の力でやせる!

カロリー、糖質の摂取を我慢する必要なし。エネルギーを適量摂取し、ビタミン、ミネラルの栄養素によって効率よく代謝することが、これからの新常識です。

食物繊維が豊富!

大麦以外にも野菜をたっぷり摂取。食物繊維が便秘を改善して、ポッコリおなかを解消してくれます。腸内環境もよくなり、体の中から健康に。

「はじめに」にかえて

慈恵医大病院といえば、麦ごはん。

最近、麦ごはんの健康効果が注目されていますが、大麦の栄養に注目し、日本に広めたのが慈恵医大病院の創設者、高木兼寛《かねひろ》先生。現在でも慈恵医大病院では、病院食に麦ごはんが定期的に提供されるなど、**大麦を患者さんの健康増進に役立て、その効果を日々実証しています。**

大麦にはさまざまな健康・美容効果が認められていますが、特筆すべきは肥満を改善する「やせパワー」。「コレステロール値を低下させる」「血糖値の上昇を抑える」「便秘を解消する」といった効果が明らかになっています。

この大麦の**「やせパワー」をフルに活用したのが、「やせ麦**

丼」です。体に必要な糖質、脂質、たんぱく質、ミネラル、ビタミンの「５大栄養素」のバランスが計算され、これに「第６の栄養素」といわれる食物繊維がたっぷりと含まれた、私ども慈恵医大病院栄養部が提案する究極のダイエットフードになります。

そもそも「丼《どんぶり》ごはん」は、ダイエットの天敵。「ごはんの量が多くなり、結果食べすぎてしまう」「早食いになりがち」「栄養が偏りがち」と、ざっと考えただけでも太る要因が次々と挙げられます。近年もてはやされている「糖質カット」を実践している方々からは、「丼でやせるわけないでしょ！」と総ツッコミを受けそうです。

しかし、白米に大麦を７対３の割合で混ぜるだけで、これが１８０度変わってくるのです。前述したように、大麦はダイエットの最強アイテムですから。

ただ、初めに注意しておきたいことがひとつだけあります。すでに十分やせている人がこの「やせ麦丼」を食べ続けても、さらにやせることはありません。本書の**目的は「健康的に、その人の適正体重を目指す」**ことにあります。もちろん、現在の体重が適正体重（17ページを参照）よりオーバーしている方は、「やせ麦丼」を生活に取り入れることできちんとダイエット効果がみられるはずです。

ご理解いただきたいのは「適正体重」と「理想体重」の違いです。すでに「やせている」のに、あこがれの女優さんやモデルさんの体重・体型を目標とすることは、本書では良しとしていません。自分らしい「健康美」を目指してほしいのです。必要な栄養素と適正カロリーを摂取すれば、ダイエットは必ず成功します。

食材の力で自然にやせる医学的、栄養学的に正しいダイエット——「やせ麦丼」生活をスタートしてください！

「食べてやせる」
栄養学的に正しいダイエット

慈恵医大病院が考えた、やせ麦丼

CONTENTS

1章 「やせ麦丼」の基本の作り方、始め方

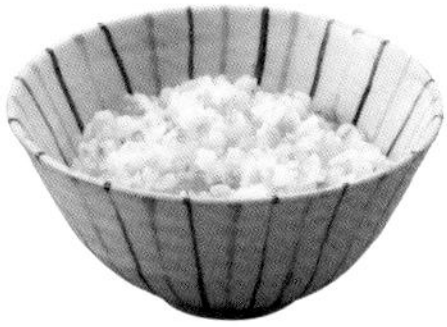

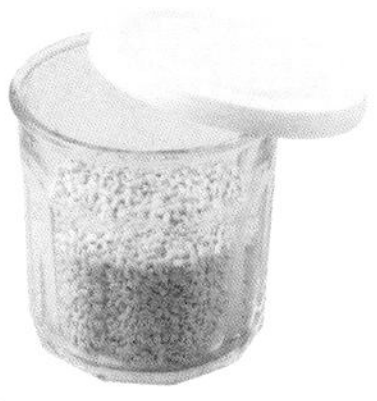

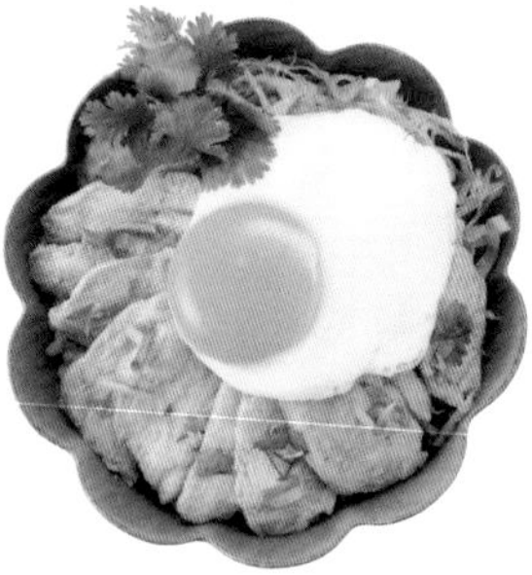

2章 満腹でもやせる「やせ麦丼」レシピ

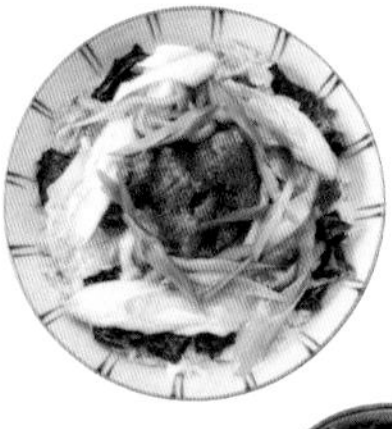

3章 いつもの"おかず"も「やせ麦丼」に変身

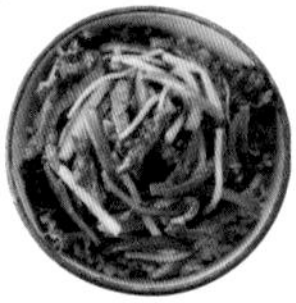

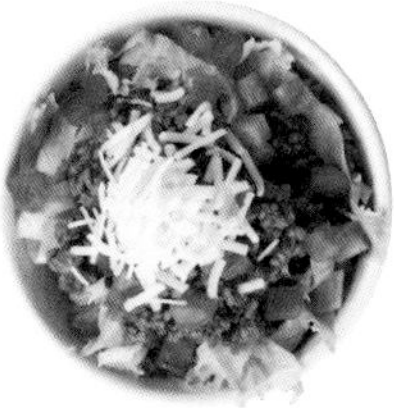

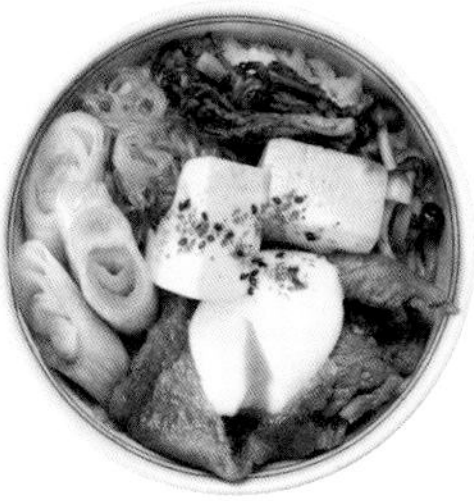

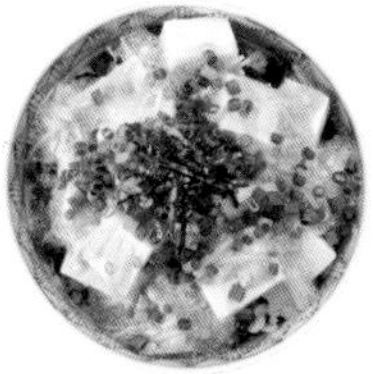

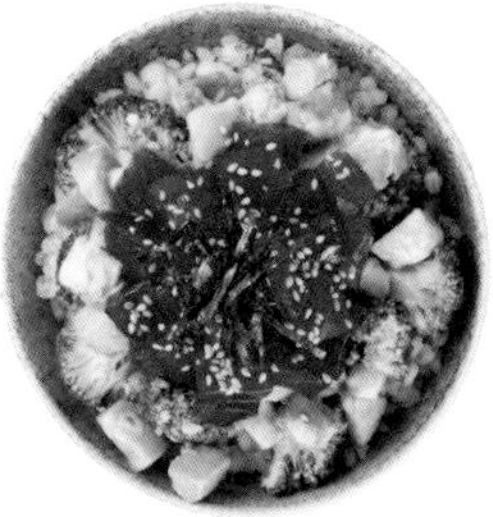

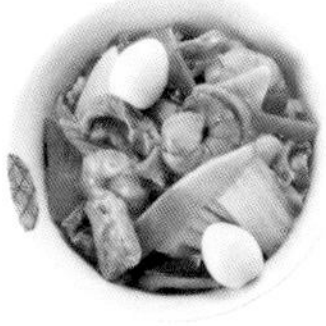

本書の使い方

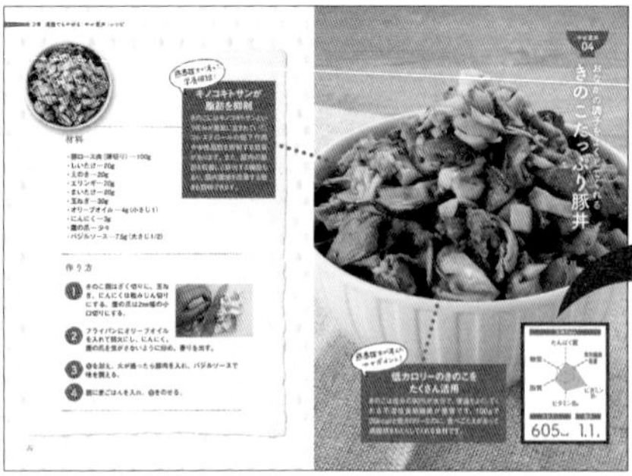

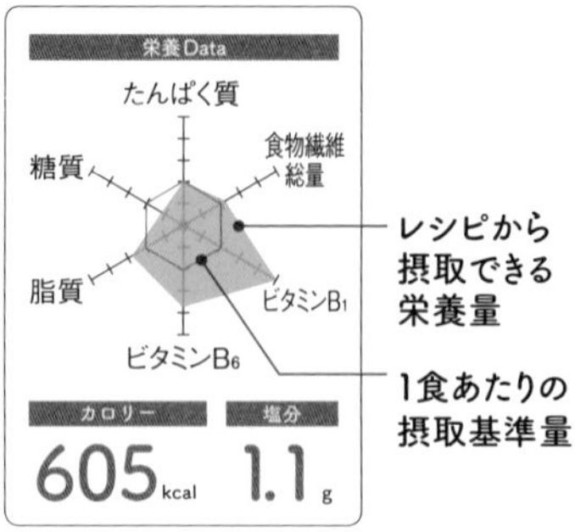

- 「やせ麦丼」は、1日に摂取すべき栄養素を考慮してレシピが作られていますが、各レシピで含まれる栄養素の種類と量は違っています。それぞれのページに、レシピに含まれる栄養量のチャートを記載しているので確認ください。摂取基準の栄養価は『日本人の食事摂取基準2020年版』の「30歳～49歳女性」の数値より算出しています。
  1日1食毎日違う「やせ麦丼」を食べるなど、できるだけ多くのレシピを試して、いろいろな栄養素を摂るようにします。食物繊維総量が少ないレシピの場合は、72、96ページの「付け合わせ」を追加してバランスをとってください。
- 材料はすべて「g」表記となっています。慈恵医大病院は健康増進および疾病からの回復を目的としてレシピを作成しているため、材料の正確な文量を出すようにしています。目安として「大さじ〇」「小さじ〇」の表記も併記していますが、できるだけ計測することをおすすめします。
- 水も「g」で表記しています。1g＝1mlです。
- 材料は「2人前」の分量です。
- カロリー、塩分表記は1人分で表示しています。
- 電子レンジは機種によって加熱時間が異なるので、様子を見ながら加減してください。
- 麦ごはん以外に雑穀米を使用したレシピが3品（44、90、92ページ）ありますが、麦ごはんに変えても栄養計算的には問題ありません。

※22、25、26ページの麦ごはん、茹で大麦の作り方は動画レッスン付きです。動画視聴にかかる通信費はお客様のご負担となります。また、スマートフォン、タブレットの機種により閲覧できない場合もあります。なお、動画の提供は予告なく終了することがあります。あらかじめご了承ください。

STAFF
デザイン TwoThree
スタイリング・フードコーディネート 城実佑季
撮影 橋詰芳房
イラスト タナカユリ
編集協力 大須賀哲司
校正 滄流社
編集担当 飯田祐士
協力 株式会社はくばく

1章

「やせ麦丼」の基本の作り方、始め方

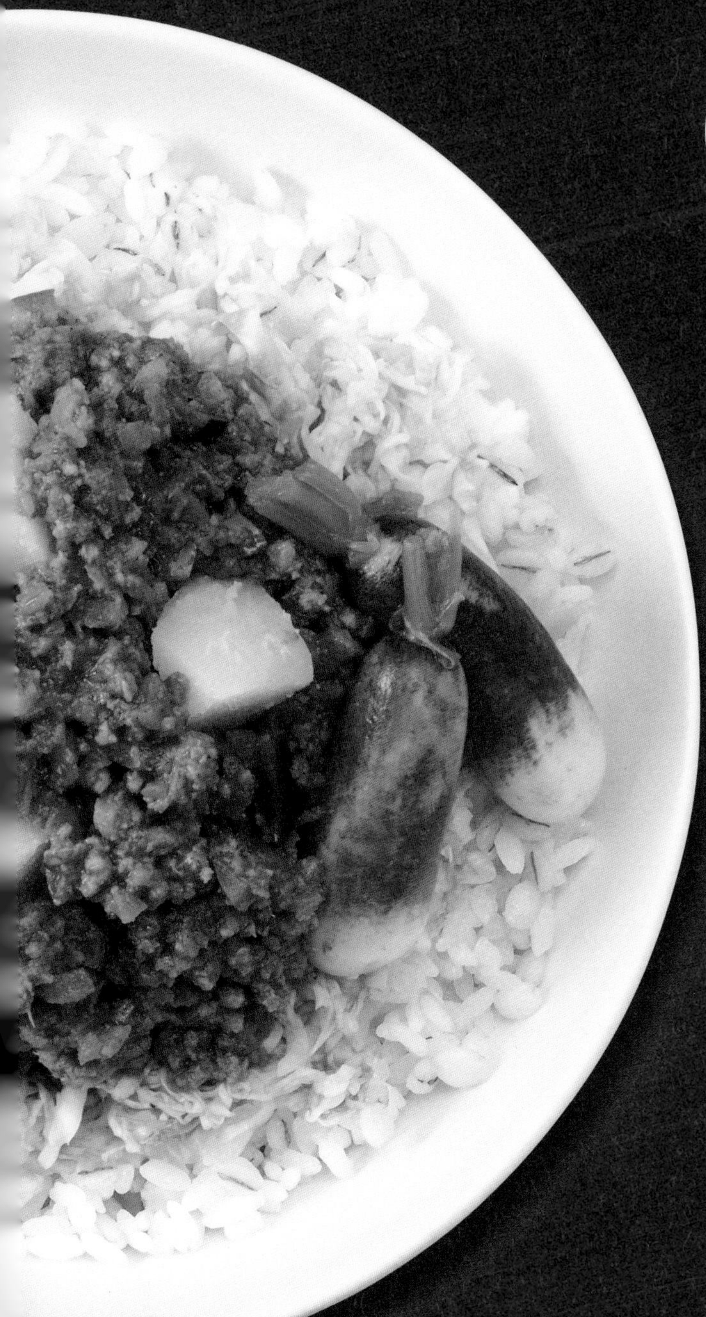

基本

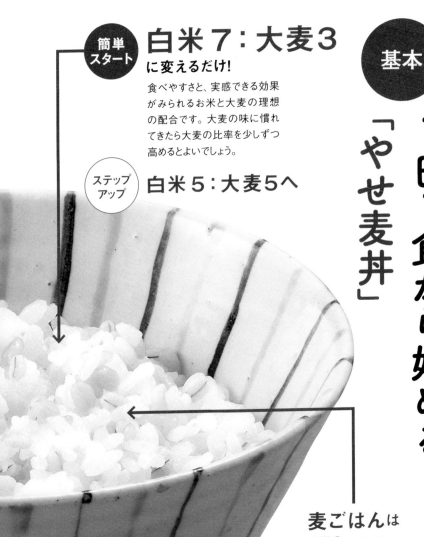

1日1食から始める「やせ麦丼」

簡単スタート

白米7：大麦3

に変えるだけ!

食べやすさと、実感できる効果がみられるお米と大麦の理想の配合です。大麦の味に慣れてきたら大麦の比率を少しずつ高めるとよいでしょう。

ステップアップ

白米5：大麦5へ

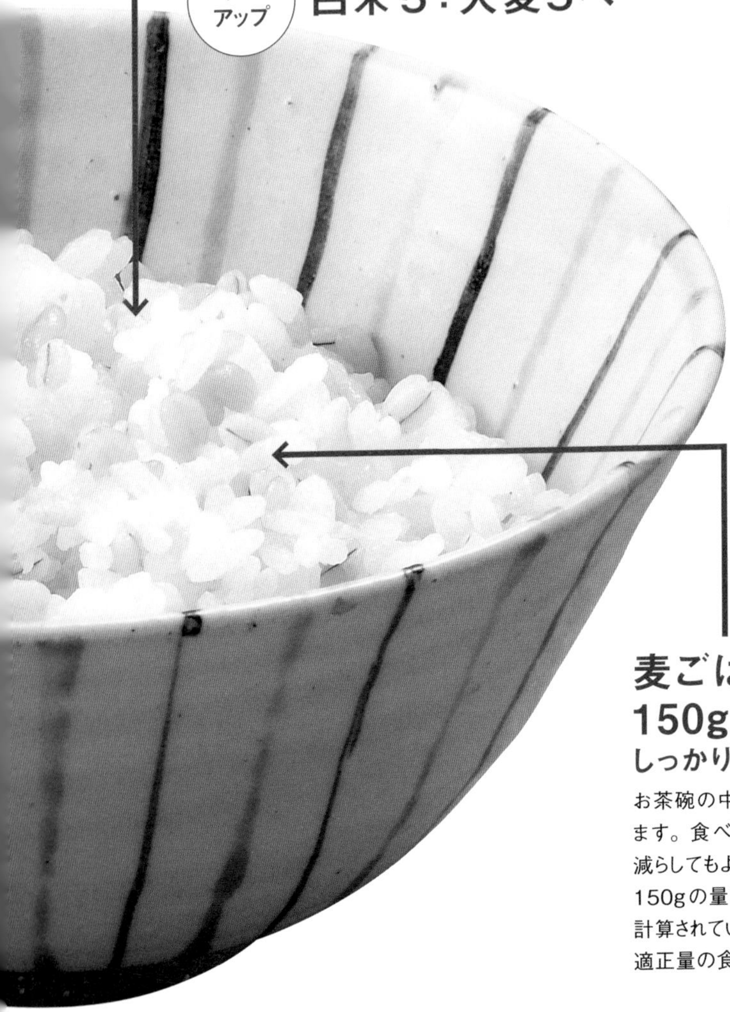

麦ごはんは150gの量、しっかり食べてやせる

お茶碗の中盛りが約150gになります。食べきれなければ120gに減らしてもよいですが、栄養的には150gの量を摂ることでバランスが計算されています。やせるためには、適正量の食事をすることが大切!

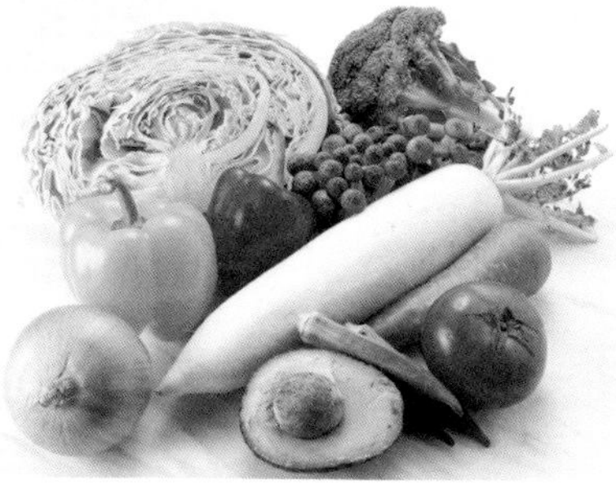

野菜は100g以上を摂取、豊富なビタミンで代謝アップ!

栄養学的に推奨される1食の野菜の摂取量は100〜120gです。その前後の量が丼1杯で摂れるように計算されています。野菜に含まれるビタミンやミネラルが、食事で摂ったエネルギー(カロリー)を効率よく代謝してくれます。

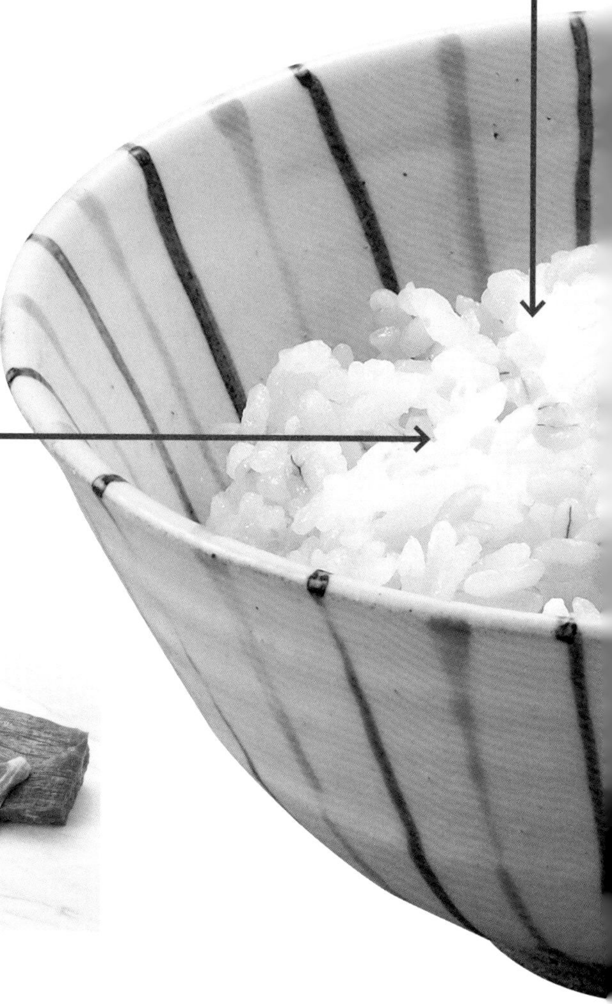

たんぱく質20g以上で筋肉量を維持

筋肉が減ってしまうとエネルギーは代謝されにくくなります。筋肉をつくるたんぱく質は蓄えることがほとんどできないので、1食につき20gは、魚や肉、豆腐などからその都度摂取する必要があります。

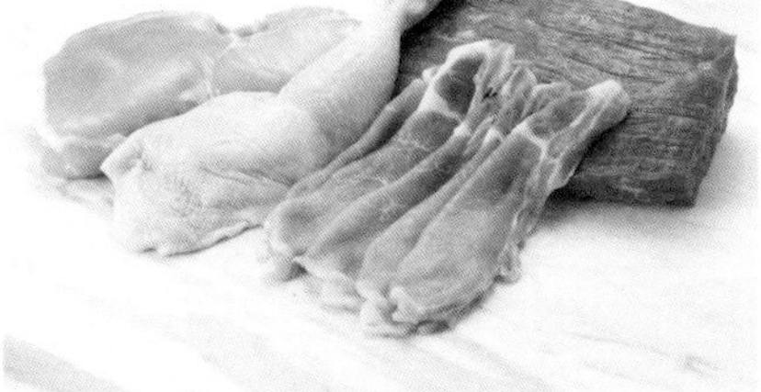

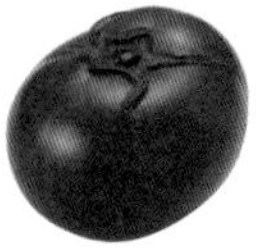
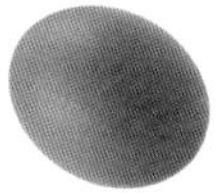
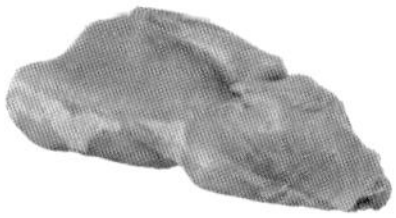

やせる！
新常識

カロリー・糖質カットではなく、きちんと「食べて」代謝を上げる

たんぱく質・糖質・脂質の3大栄養素を摂取

たんぱく質は筋肉や臓器、血液をつくるモトに、糖質・脂質は体を動かすエネルギー源になる、体に必要不可欠な栄養素です。ダイエット中でも、この3大栄養素は適量を摂ることが大事。「生きる」ために必要な栄養素なので、無理してカットをすると病気などの要因に。

ビタミン・ミネラルを加えて5大栄養素を摂取

ビタミンA、B_1、B_2、Cなどは、3大栄養素が効率よくエネルギーとして使われるように代謝をサポートする働きを担います。カルシウムや鉄、ナトリウムなどのミネラルは3大栄養素と結合することで、代謝を調整します。これらを加えて5大栄養素といいます。不足すると糖質、脂質が効率よく活用されず、余剰分として体内に蓄積されることになります。

食物繊維を摂取

第6の栄養素ともいわれる食物繊維。腸内環境をよくする働きがあり、便秘を改善してくれます。また、腸内での滞留時間が長いので、腹持ちがよく食べすぎを防いでくれるなど、ダイエット効果の高い栄養素です。

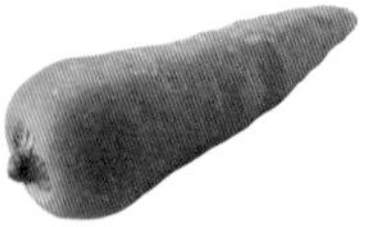
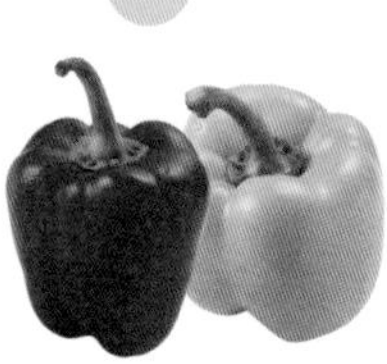
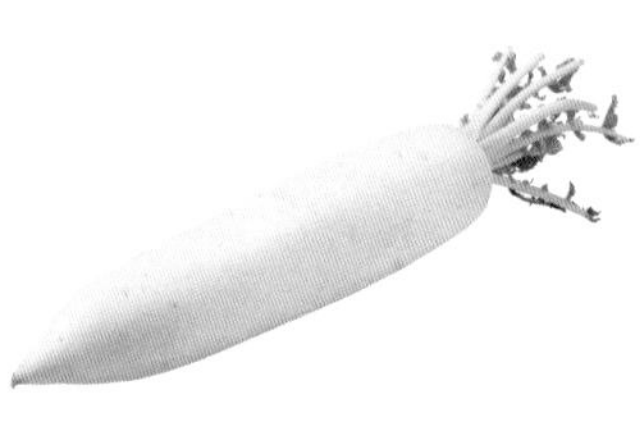

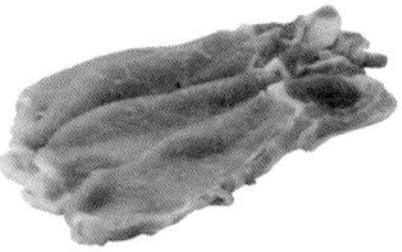
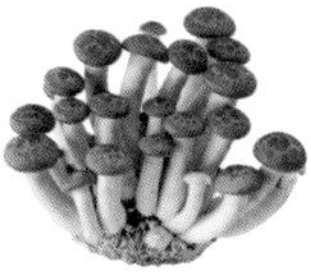
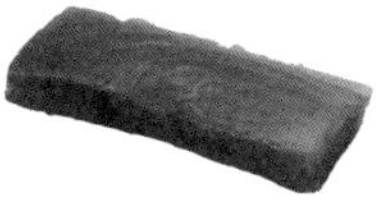
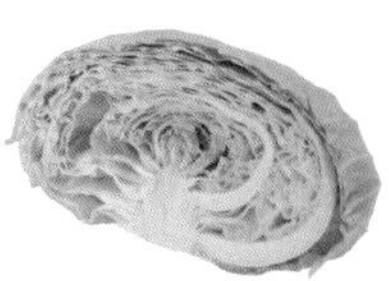

目指すのは適正体重

適正体重kg
＝(身長m)^2×22

たとえば、身長160cmの場合は、1.6m×1.6m×22＝56.32で56kgが適正体重となる。これが統計的にもっとも健康的な体重とされる。

22はBMI(Body Mass Index)の数値で、現状の自分のやせ具合を知る目安となるもの。下記の計算式で導き出せる。
自分の肥満度をチェックして現状を把握し、適正体重になるように食事を調整していくとよい。「やせ型」の場合も健康にはよくないとされる。

BMI＝体重kg÷(身長m)^2

BMI値	判定
18.5未満	低体重(やせ型)
18.5〜25未満	普通体重
25〜30未満	肥満(1度)
30〜35未満	肥満(2度)
35〜40未満	肥満(3度)
40以上	肥満(4度)

「栄養補給」で代謝アップ

摂取した栄養素を分解・吸収して、エネルギーとして活用することを「代謝」といいます。何かしらの栄養素が過剰であったり、足りなかったりすると代謝が落ちて脂肪が蓄積され、肥満の原因になります。**これまでのダイエット法は過剰分の栄養素を減らすことだけに注力していましたが、じつは足りない栄養素を補給して、代謝をうまく回すことが大事。**効率よく代謝を上げる食材を組み合わせて、必要量をきちんと食べることが栄養学的に正しいダイエットなのです。

ダイエット成功!!

必要な栄養素が適切に摂れていたら、体は自然と適正体重に落ち着きます。

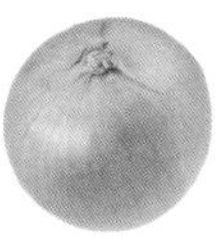
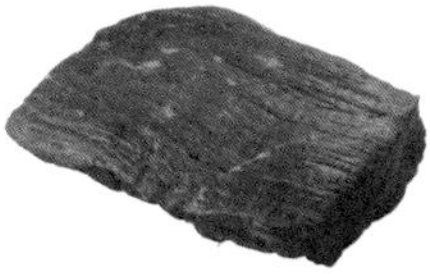
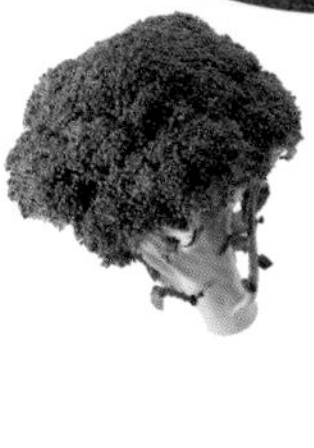
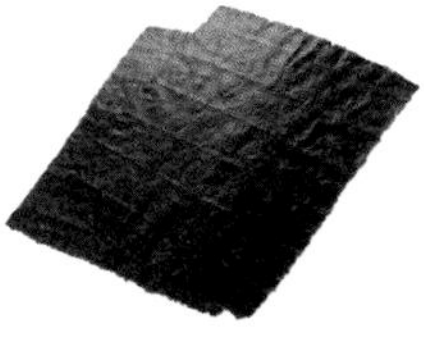

やせるワケ

「大麦」5つのダイエットパワー

1 余分な脂肪の吸収を抑制

大麦に含まれる水溶性食物繊維（β-グルカン）は、体内の余分なコレステロールを吸着し、体外に排出することがわかっています。血中のコレステロール量が一定に保たれると、脂肪の蓄積を防ぐことができます。また、β-グルカンは小腸で余分な脂肪の吸収を抑制してくれるため、内臓脂肪を減少させてメタボを予防し、ポッコリおなかを解消してくれます。

2 血糖値の上昇を防ぐ

β-グルカンはネバネバしていて、一緒に食べたものの消化吸収をゆるやかにして血糖値の急上昇を抑えてくれます。そのため、糖を分解する役割のあるインスリンの分泌も少なくて済み、摂取エネルギーを適切に代謝できるようになります。肥満だけではなく、糖尿病などの生活習慣病の改善力もあります。

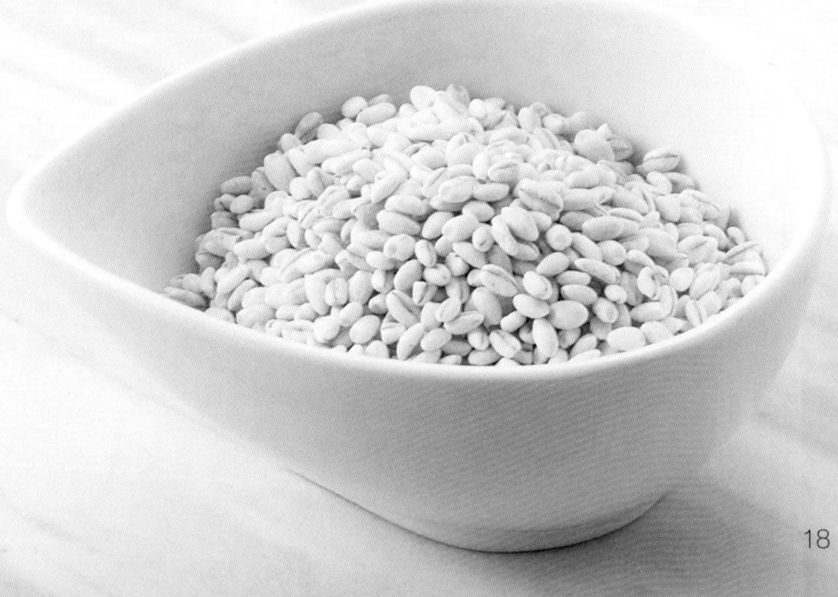

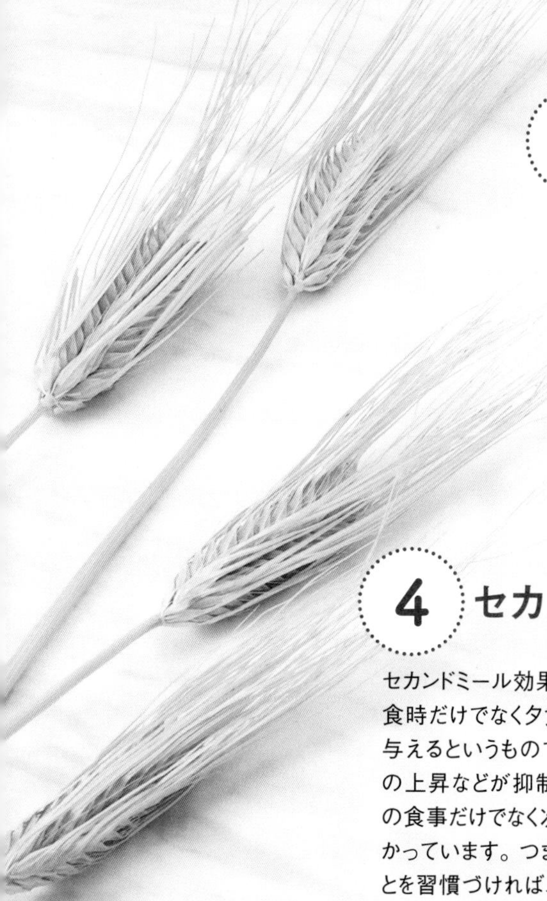

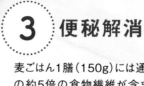

3 便秘解消

麦ごはん1膳(150g)には通常の白米の約5倍の食物繊維が含まれています。食物繊維は便に水分を含ませ、やわらかくしてくれる働きがあり、便秘で止まっていた腸の運動を促し、便通を回復します。便秘が解消されると、おなかの張り具合はもちろん、吹き出物などの肌のトラブルも解消されます。

4 セカンドミール効果

セカンドミール効果とは、朝に摂った食事が昼食時だけでなく夕食時の血糖値にまで影響を与えるというものです。大麦の働きで血糖値の上昇などが抑制されると、その効果は最初の食事だけでなく次の食事にまで及ぶことがわかっています。つまり、「やせ麦丼」を食べることを習慣づければ、大麦の健康効果がつねに体内で持続されるということです。

5 腸内環境を整える

私たちの腸には数多くの腸内細菌が棲んでいます。そして、体内の免疫をつかさどる細胞のじつに約7割が腸内に集中していて、この腸内細菌と大きく関わっています。大麦に含まれるβ-グルカンは腸内細菌を活発にして、免疫力を高める働きがあると報告されています。大麦の摂取は、感染症をはじめ多くの病気予防にもつながります。

大麦のおもな種類

もち麦《むぎ》

モチモチ感が人気の代表的品種

大麦の種類のなかでも、水溶性食物繊維（β-グルカン）が一番多く含まれているのがもち麦。大麦はお米と同様に「うるち性」と「もち性」がありますが、もち麦はもち性の大麦です。粘りがあり、ほかの大麦加工品よりモチモチ、プチプチした食感があります。その食感を生かして、おかずのトッピングにするのもおすすめです。

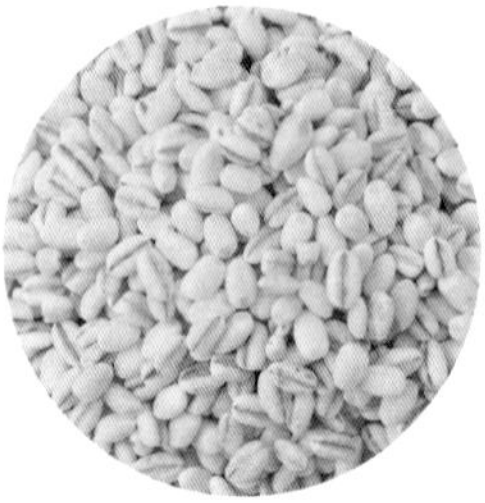

押麦《おしむぎ》

もっとも愛用されている品種

大麦といえばこの押麦を思い浮かべる人が多いのでは。長年、さまざまな料理に愛用されてきました。外皮をむいて、蒸気で加熱し、吸水率を高めるためにローラーで平らに加工されています。粒の真ん中にある通称「フンドシ」といわれる黒条線《こくじょうせん》が特徴。白米と比較して食物繊維を約19倍、カルシウムを約3倍多く含んでいます。

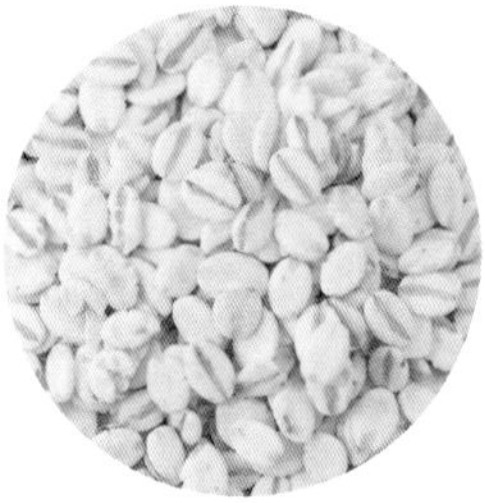

米粒麦《べいりゅうばく》

お米に似ていて食べやすい

大麦の粒の中央にある線（黒条線）に沿って半分に切断し、米粒に模して加工されたもの。蒸し処理を行い、吸水性を高め、比重もお米に近くなるように加工してあるので、炊き上がった麦ごはんでも大麦が目立つことなく、初めて麦ごはんを食べる人や、「大麦は苦手」という人でも抵抗が少ない製品です。

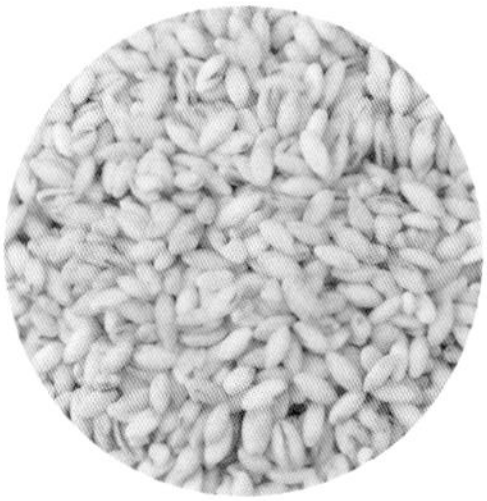

どれを選んでもOK!

白麦《はくばく》

ビタミン添加の製品なども

大麦を精白し、中央部にある線(黒条線)に沿って半分にし、その黒条線を取り除いてから、蒸気で加熱してローラーで平らに加工したものです。丸麦から加工することもあります。この白麦にビタミンB_1、B_2などのビタミン類を添加したものが「ビタバァレー」で、ヘルシーフードとして人気の加工食品です。

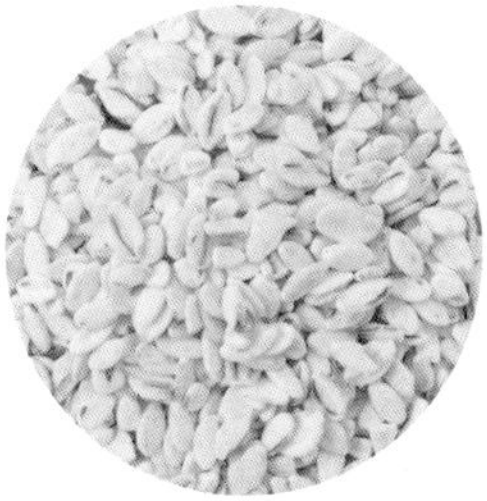

焙煎《ばいせん》大麦《おおむぎ》粉《こ》

きな粉に似た風味で和菓子に使用

大麦を煎って粉にしたもので、地域により「はったい粉」「麦こがし」「こうせん」などと呼ばれています。昔から和菓子の風味付けに利用されており、消化しやすく甘みや香ばしさがあり、きな粉のような味わいがあります。健康にとても気を遣った武将の徳川家康も好物であったといいます。原料は、関東では皮麦、関西では裸麦が使われます。

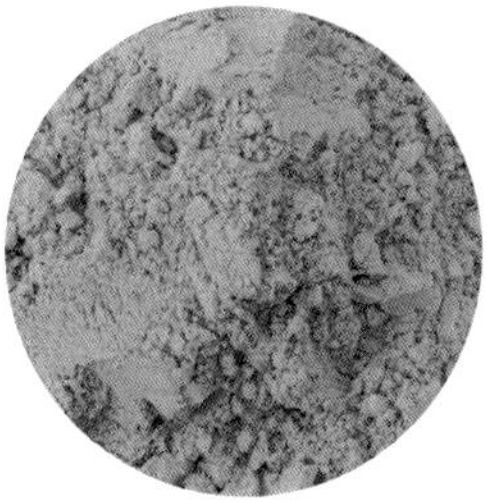

もち大麦《おおむぎ》粉《こ》

小麦粉同様に使い道は多彩

もち性大麦を粉にしたもの。大麦の粒同様に水溶性の食物繊維を多く含みます。小麦薄力粉と同じ用途に使え、パンやスイーツ、麺、お好み焼きなどに用いられ、小麦アレルギーの人のための代用品として使われることもあります。しかし、大麦にもグルテンに似た成分が含まれているので、アレルギーがある場合は医師に相談を。

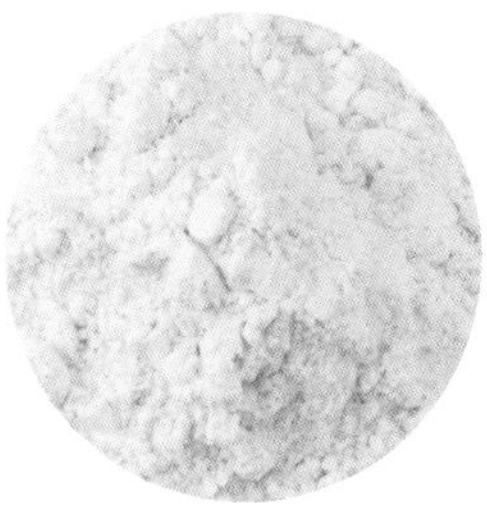

誰でも簡単!

お米に大麦を足すだけ!

麦ごはんのおいしい炊き方

作り方を
動画でチェック!

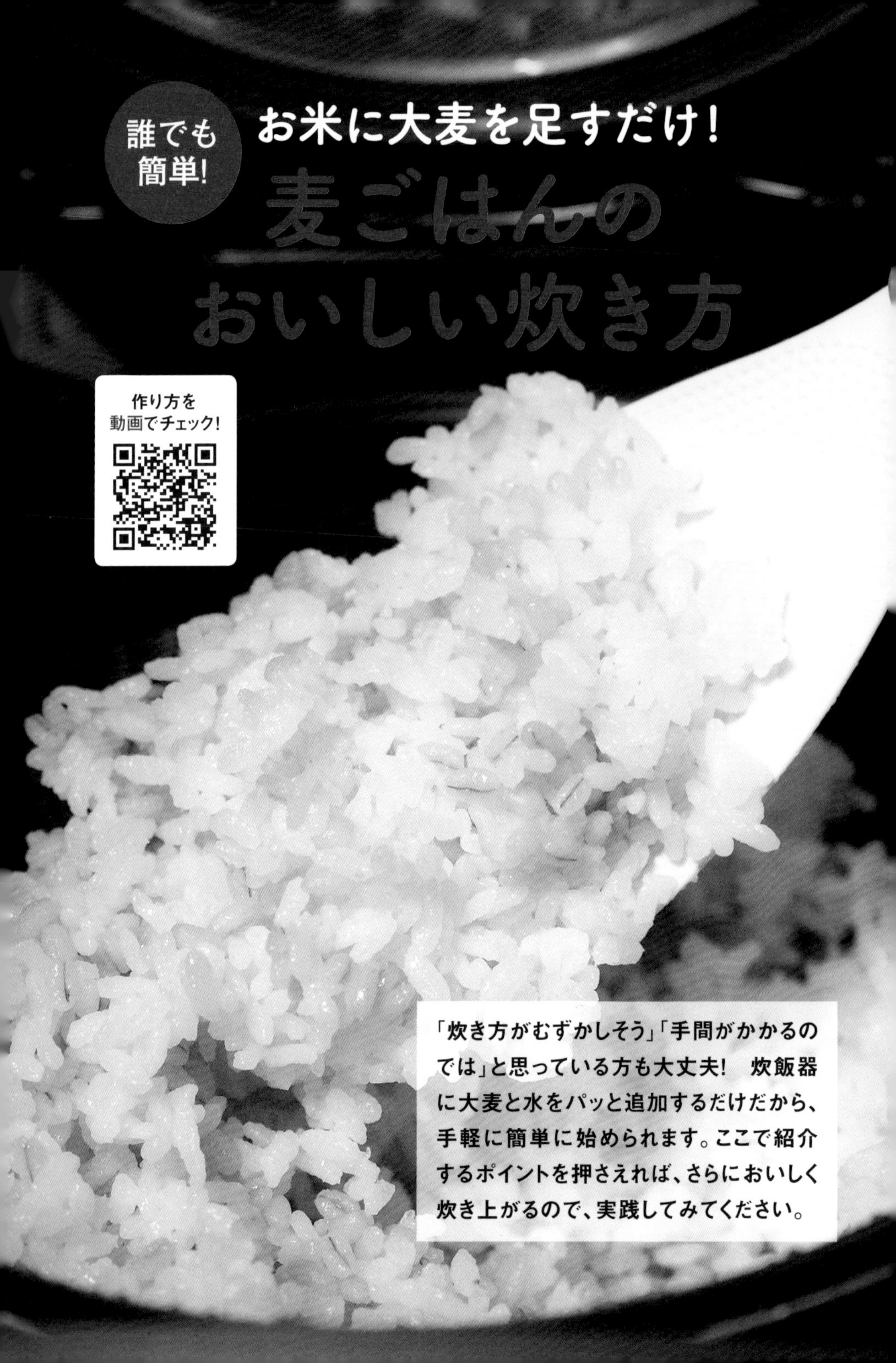

「炊き方がむずかしそう」「手間がかかるのでは」と思っている方も大丈夫! 炊飯器に大麦と水をパッと追加するだけだから、手軽に簡単に始められます。ここで紹介するポイントを押さえれば、さらにおいしく炊き上がるので、実践してみてください。

手順

1

お米と大麦の配合は7:3

お米に加える大麦の種類はもち麦、押麦、米粒麦などお好みでどうぞ。炊き方に違いはありません。食べやすく、大麦のダイエット・健康効果が期待できる配分目安は、米7に対して大麦3の割合です。配分量はおおよそで大丈夫です。大麦の独特な香りが気になる方は、まずは米9、大麦1の配分から始めてもかまいません。食べ続けるうちに慣れてきたら、徐々に大麦の配分を増やしていきましょう。

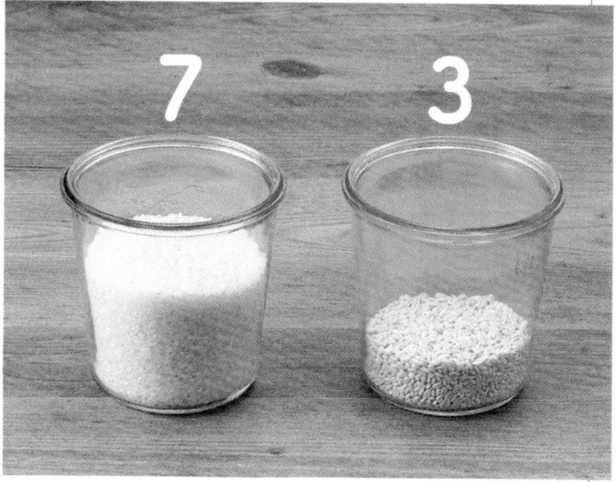

手順

2

研ぎ方や水加減はいつも通り

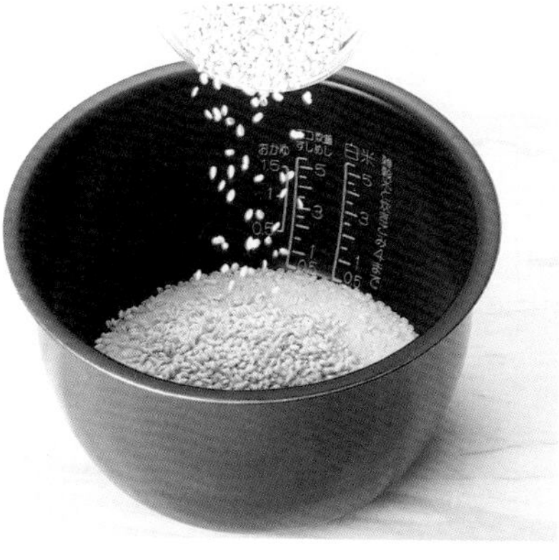

お米をいつも通りに研ぎ、炊飯釜に入れて目盛りに合わせ水加減を行います。ここに米7:大麦3の割合で、大麦を加えます。たとえば、2合のお米の場合は約300gの重量なので、大麦の量は約128gになります。わかりやすくするために、「1合のお米に約60gの大麦」と覚えておいてもよいでしょう。大麦は洗わずにそのまま使えるものが市販されているので、使用説明などを確認してください。

手順

3

大麦の2倍の水をさらに足す

つぎに、大麦が増えた分の水を足します。その分量は「加えた大麦の2倍の量」になります。たとえば120gの大麦を加えたのなら、240g（CC）の水を追加します。大麦に必要な水は、お米に必要な水の分量とは別になるので注意してください。これを間違えなければ、どんな割合で大麦を足してもおいしい麦ごはんができます。

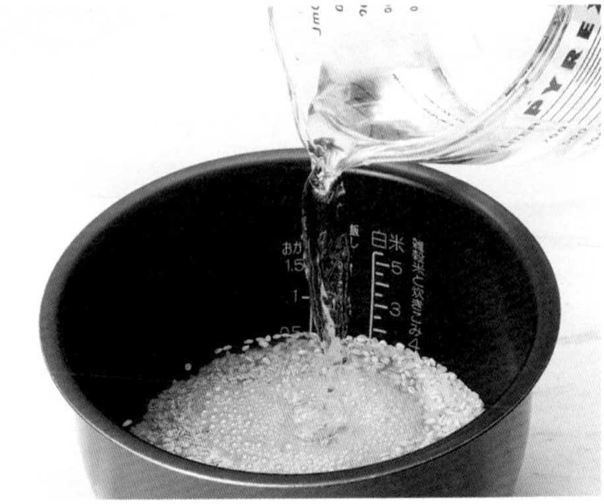

手順

4

30分の浸水時間を忘れずに

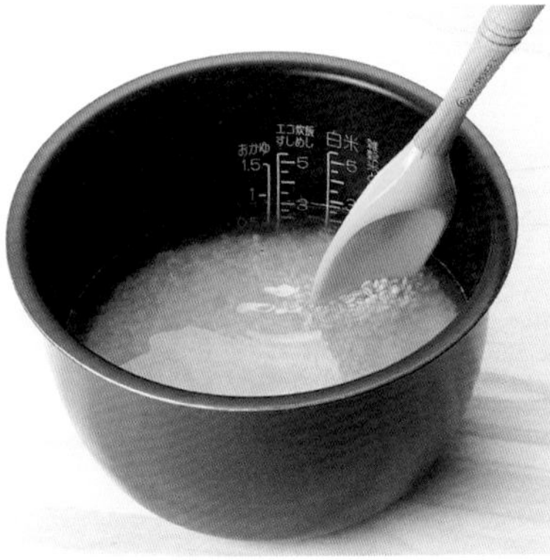

大麦はお米に比べて吸水率が低いため、炊く前に最低30分ほどの浸水時間を必要とします。浸水をしっかりして、炊飯器のスイッチを入れます（雑穀モードがある炊飯器は、浸水時間込みの炊飯時間となっている場合があります。説明書などで確認を）。浸水時間が短いとふっくらと炊き上がらないので要注意。炊き上がり後、お米に比べて比重が軽い大麦は釜の上に集まってしまいます。しゃもじでまんべんなくかき混ぜてからいただきましょう。

おいしさUPのPoint

昆布の追加で味わい深く

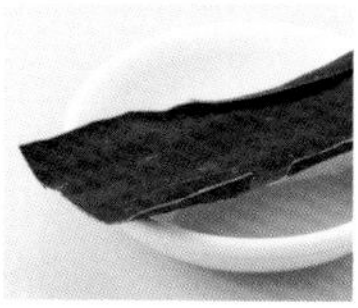

5～10㎝角ほどの昆布を1枚加えて炊くと、香りがとてもよくなり、大麦のツヤも出てきます。大麦のにおいをやわらげるだけでなく、おいしさも増します。

大麦を洗ってにおいを消す

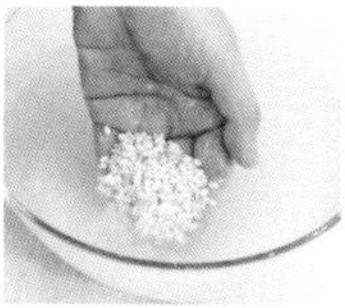

市販されている大麦は基本的に洗わずに使えますが、大麦のにおいが気になる人は、米と大麦を一緒に研ぐと、大麦特有の香りが軽減されます。

とことん!

おいしさにこだわるなら土鍋で

作り方を
動画でチェック!

**ワンランク上の炊き上がりを目指すなら、土鍋で炊くのもおすすめ。
おこげもおいしく、ひと味違う味わいをどうぞ!**

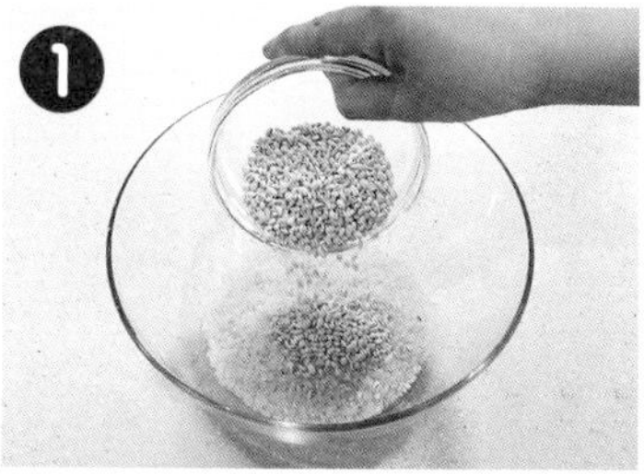

7:3の割合に計量したお米と大麦をボウルに一緒に入れて水で研ぎます。水は数回変えて、透明になるまで研ぐようにします。

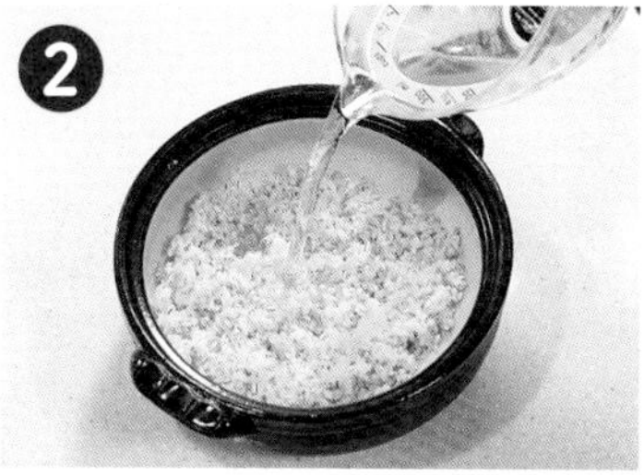

研ぎ終わったら水気を切って土鍋に移し、規定量の水を入れます。

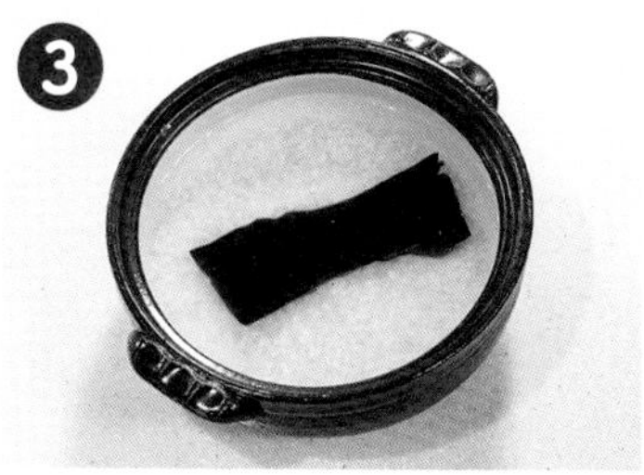

表面を軽くぬぐっただし昆布(5～10㎝角1枚)を入れ、土鍋の蓋をします。夏は20分、冬は30分ほど浸水させたあとに火にかけます。

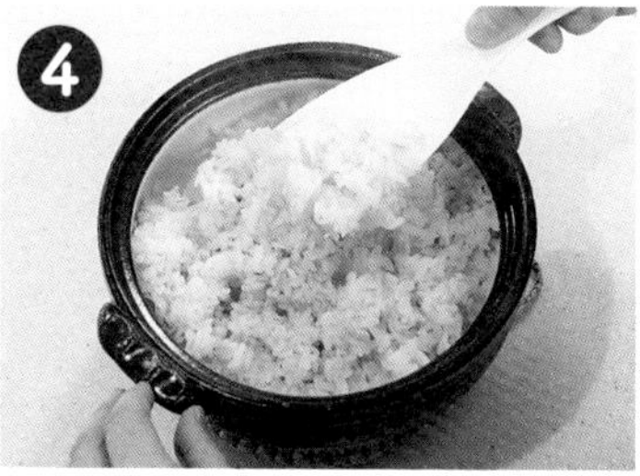

最初は中～強火にして、蒸気が噴き出してきたら弱火にして15～20分ほど炊きます。パチパチと音がし始めたら火を消し、10分ほど蒸らして蓋を開け、昆布を取り出して全体を混ぜます。

いつでも使える

「ちょい足し」でOK!

保存できる「茹で大麦」の作り方

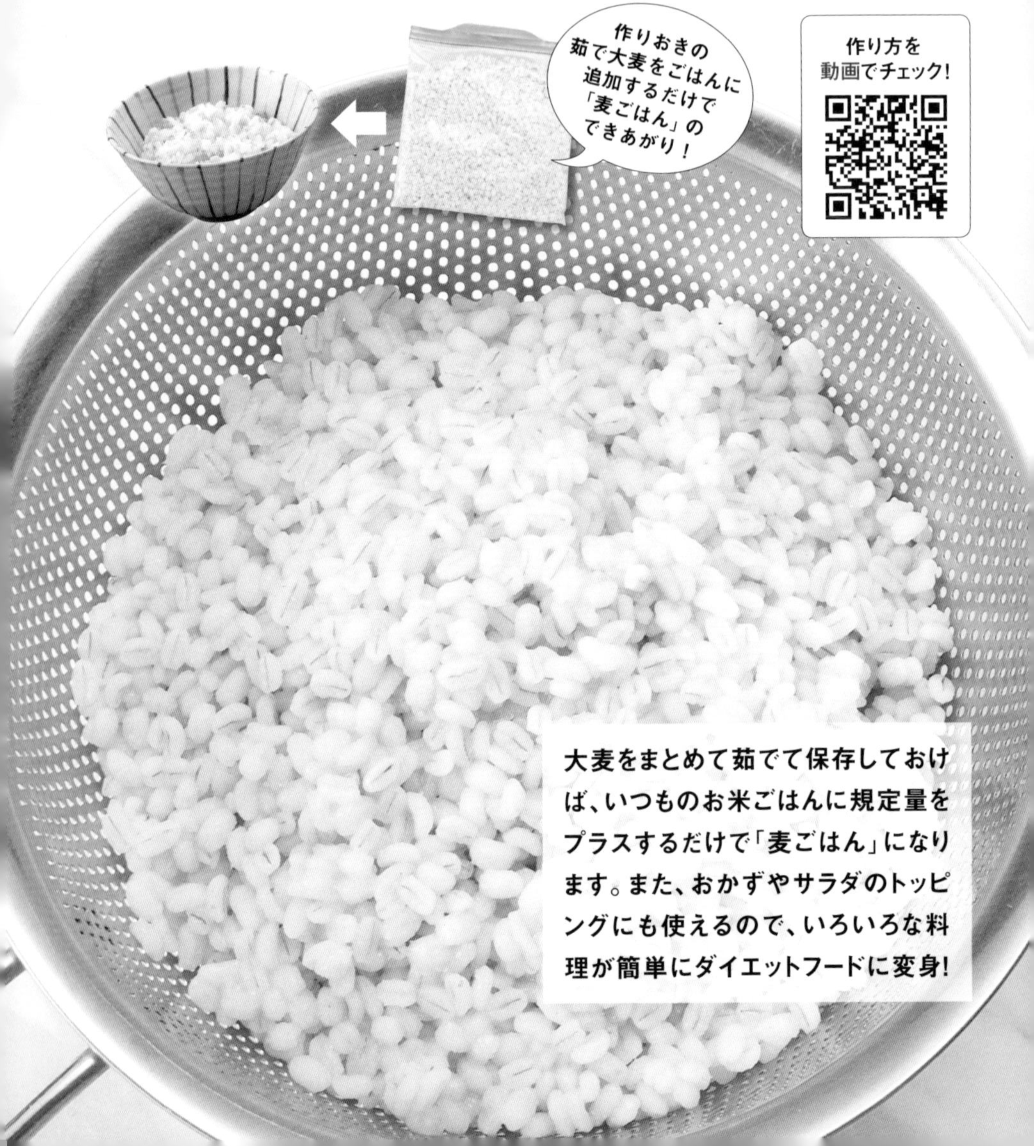

作りおきの
茹で大麦をごはんに
追加するだけで
「麦ごはん」の
できあがり!

作り方を
動画でチェック!

大麦をまとめて茹でて保存しておけば、いつものお米ごはんに規定量をプラスするだけで「麦ごはん」になります。また、おかずやサラダのトッピングにも使えるので、いろいろな料理が簡単にダイエットフードに変身!

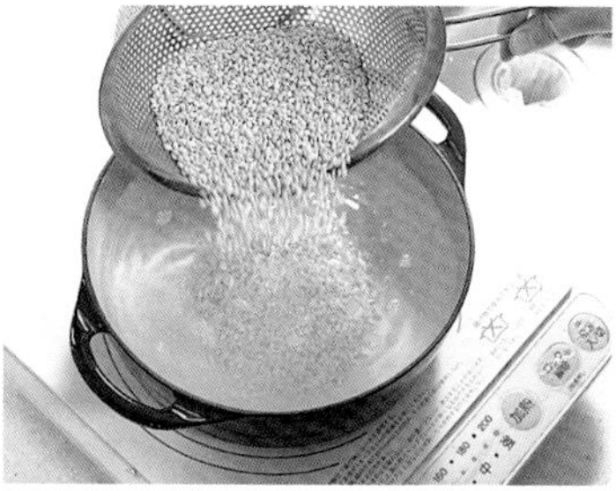

❶ たっぷりの水を沸騰させ大麦を入れる

事前に洗う必要のある大麦は水で洗っておきます。大麦は茹でると約3倍に増量するので、分量はよく考えて。

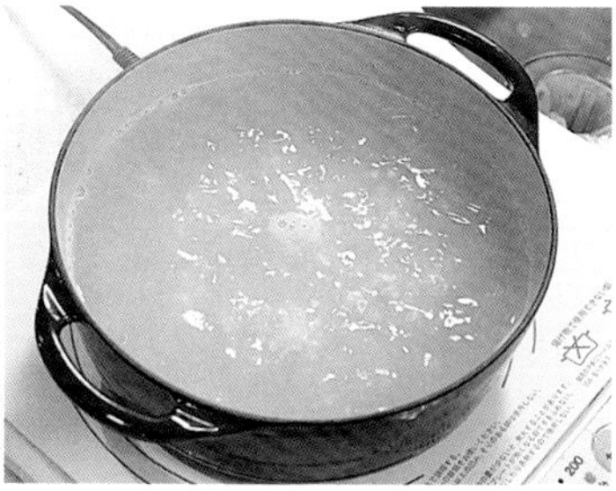

❷ 塩で下味をつけてもOK

水1ℓに対して小さじ1/2の量の塩を加えると、食べやすくなります。もちろん、塩を加えなくてもおいしくできあがります。

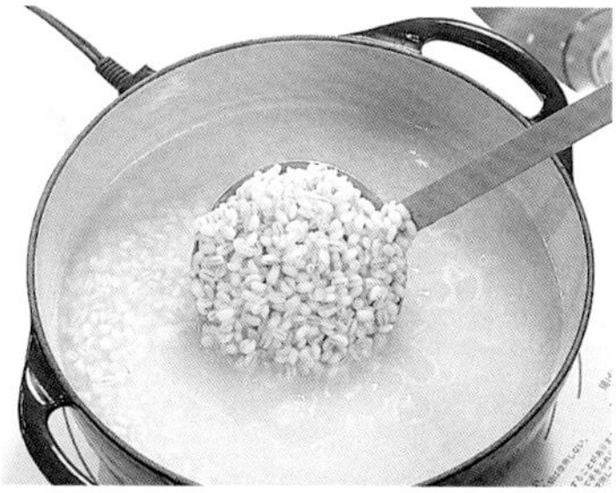

❸ かき混ぜて、焦げつかないようにする

茹で上がってくると水分が少なくなり、全体に粘りが出てきます。時折、しゃもじなどで鍋の底をかき混ぜるようにします。

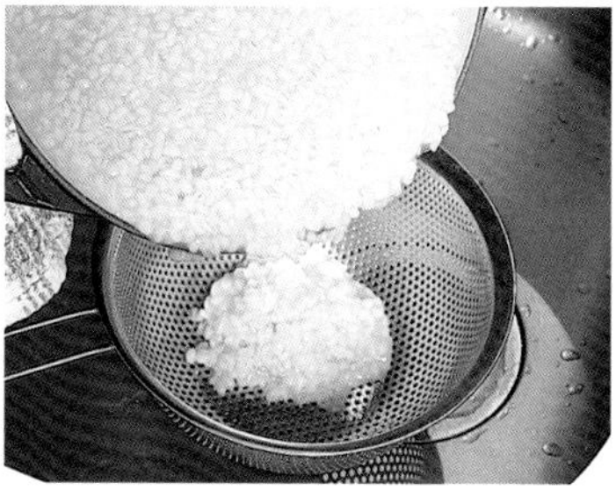

❹ 味見して、好みの食感に

20分ほど茹でると、大麦に透明感が出てきます。2〜3粒食べて、好みの食感になったら大麦をざるにあけます。

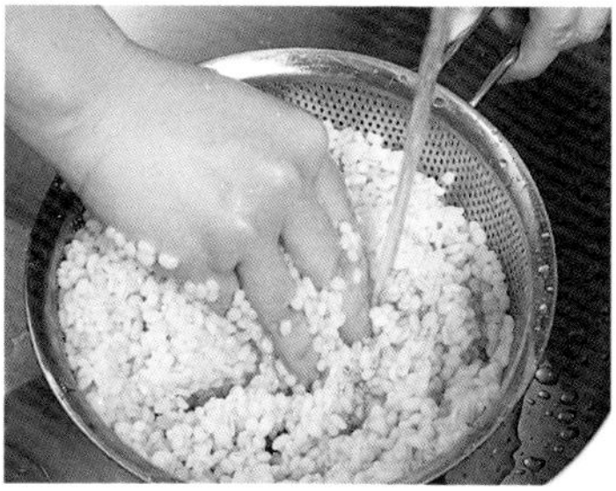

❺ 流水で洗い、ぬめりをとる

ざるの中に流水を勢いよく注ぎ、洗います。熱がとれたら手で軽くもむように混ぜ洗い、大麦の表面のぬめりをとれば、できあがりです。

乾燥大麦の保存方法

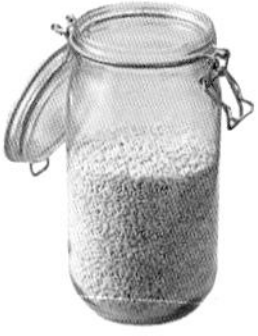

ジッパー付きナイロン袋

空気や虫をシャットアウト!

大麦をいつまでもおいしく食べるためには、高温多湿は大敵。お米同様に大麦にも虫がつきます。保存する場合は、密閉できるジッパー付きのナイロン袋が便利です。一度取り出してもギュッと空気を抜けば、再度保存ができます。

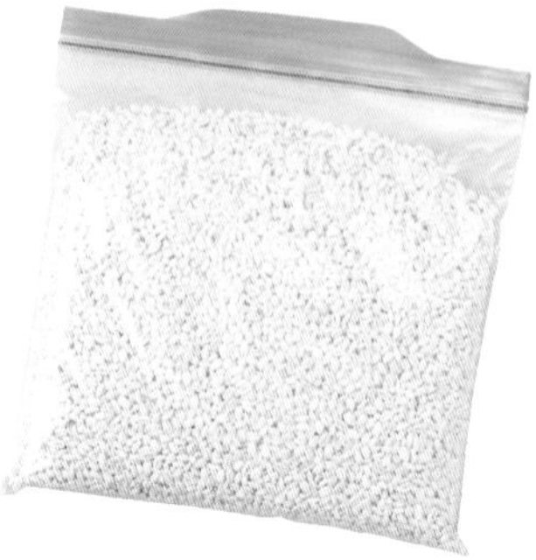

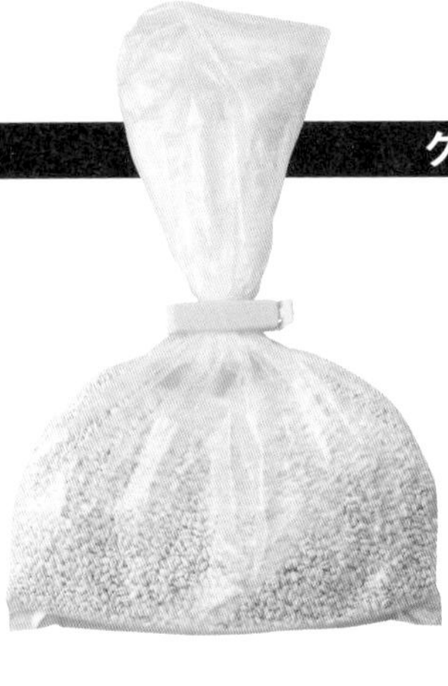

クリップ

普通の袋ならクリップで密閉

ジッパー付きのナイロン袋がなくても、しっかりと留めることのできるクリップがあれば普通のナイロン袋でも代用できます。ただし、一般的なナイロン袋はジッパー付きのナイロン袋より薄いので、しっかりしたものを使いましょう。

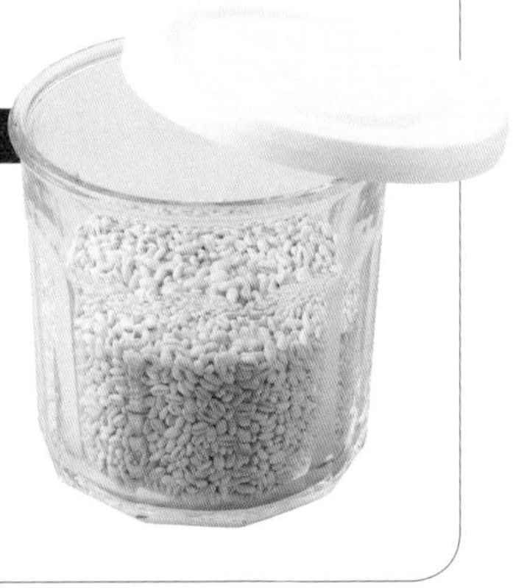

ストッカー

小ぶりのほうが大麦の劣化を早めない

大きめのストッカーは量を多く保存するには便利ですが、量が減ってくると空気に多く触れるようになり、大麦の劣化を早めます。できれば小ぶりのストッカーで、密閉できるようにしっかりとした蓋の付いているものがよいでしょう。しばらく食べないときには、冷蔵庫で保存するのがベストです。

茹で大麦の保存方法

ラップに包んで保存

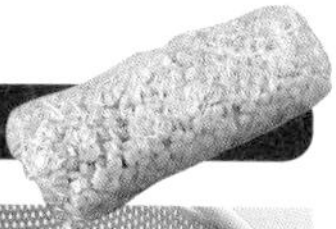

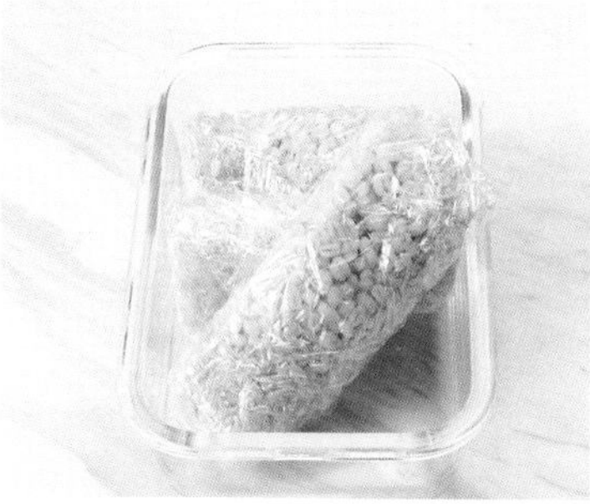

長期保存なら密閉容器で冷凍

たくさん作った場合は、密閉容器で冷凍保存を。使いやすい量ごとにラップに包み、必要な分だけ取り出せるようにしておくと便利です。冷凍なら2〜3週間保存できます。

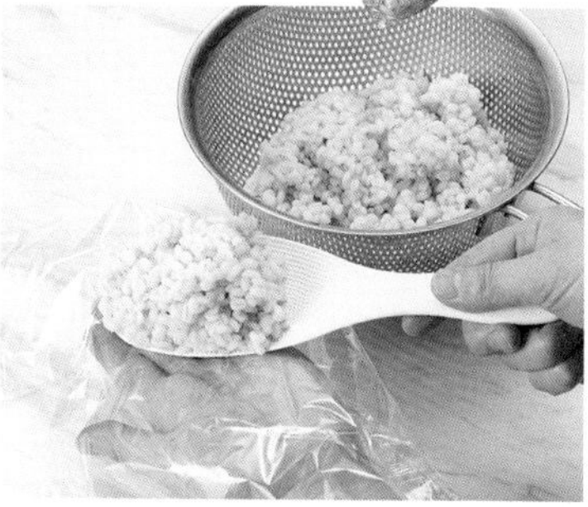

食べる予定の量を冷蔵保存

茹で大麦を使う予定の量だけラップに取り分け、空気を抜くように包み込み、冷蔵庫で保存します。冷蔵なら1週間程度は保存可能です。

ジッパー付きナイロン袋に入れて保存

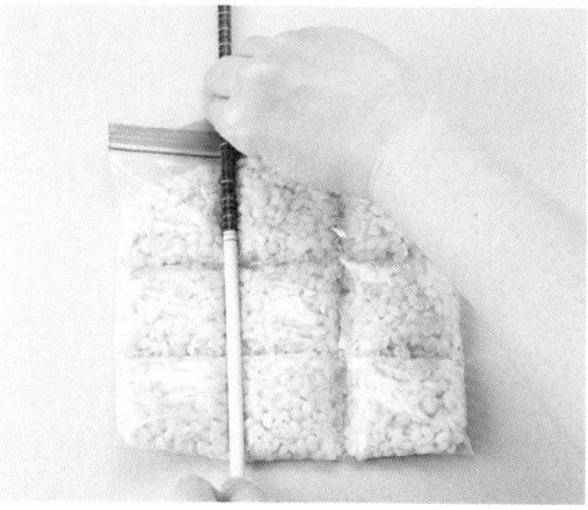

ブロックに分けて冷凍保存

ナイロン袋の上から箸などでさいの目に押して筋をつけて、そのまま凍らせます。ブロックごとに取り分けて使用します。

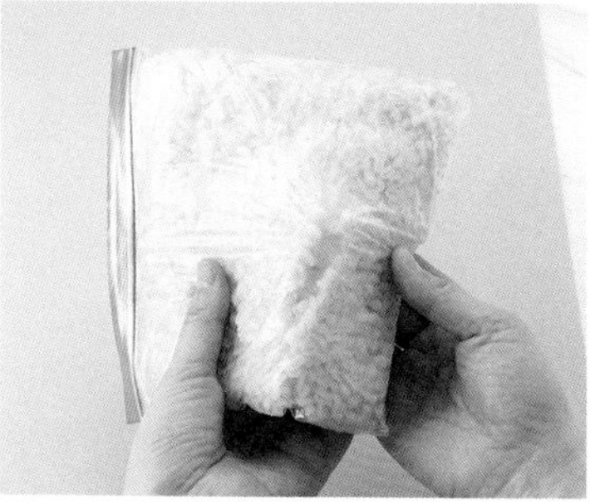

使いやすい大きさに砕いておく

茹で大麦がカチカチに凍る前に使いやすい大きさに砕き、そのあと本格的に凍らせ保存します。使いたい量を取り出します。

Column

麦ごはんは、慈恵医大病院の元祖・健康食

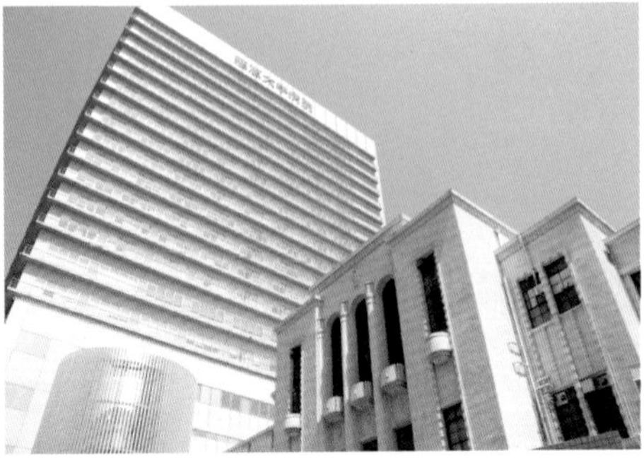

脚気《かっけ》という病気をご存じですか？　現在ではほとんど見なくなりましたが、江戸時代には年間で約2万5000人もの死者が出ていた病気です。明治時代までは、「かかったら最後」とまで人々に恐れられた病《やまい》でしたが、その原因は長らく不明でした。

この病気の撲滅に尽力したのが、慈恵医大病院の創設者・高木兼寛（1849～1920）翁です。高木は、脚気の原因は「白米」中心の食事にあるのでは、と考えました。そこで海軍の軍医であった高木は、以前に脚気で25人の犠牲者を出した軍艦と同じ条件のもとで、航海中の船内の食事を「麦ごはん＋《プラス》たんぱく質を含んだおかず」に変える実験を行いました。すると、軽い脚気患者が数人現れただけで、死者は出なかったのです。高木はこの実験で、脚気が白米を摂取するだけでは足りない栄養面の問題が原因であると確信したのです。

ところがこの高木の説を否定し、脚気の原因は細菌によるものと主張する陸軍軍医がいました。それが森林太郎、『舞姫』や『高瀬舟』などを執筆した文豪・森鷗外だったのです。この真っ向対立する二人の説に決着がついたのは、米ぬかから脚気を予防する成分・ビタミンB_1が発見された1911年のことです。脚気はビタミンB_1不足による病気だったことがわかり、高木の「麦ごはん」による予防・治療が正しかったことが証明されたのです。これにより高木は、「ビタミンの父」と称されるようになりました。

慈恵医大病院では現在も、大麦の健康効果を皆さんに知ってもらうため、麦ごはんを病院食として提供しています。

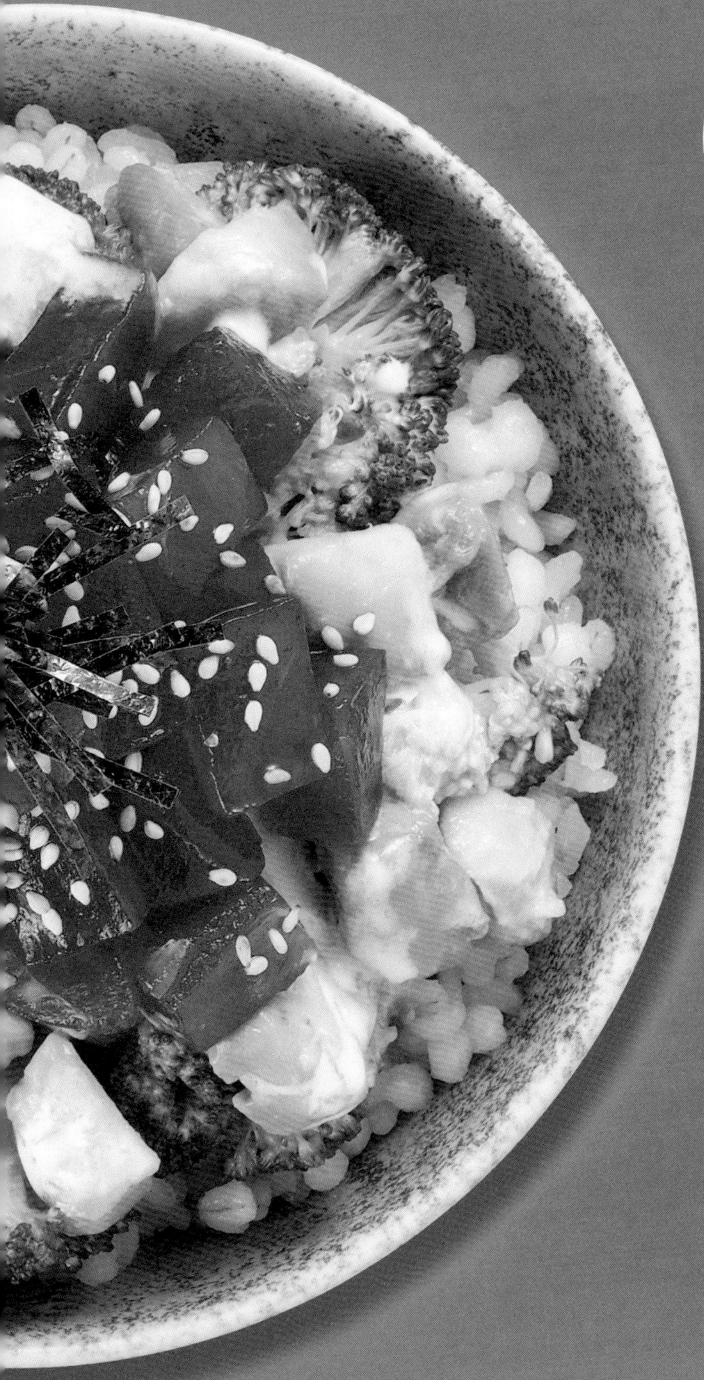

2章

満腹でもやせる「やせ麦丼」レシピ

やせ麦丼
01

コラーゲンたっぷりで美肌を保つ
鶏のトマト煮丼

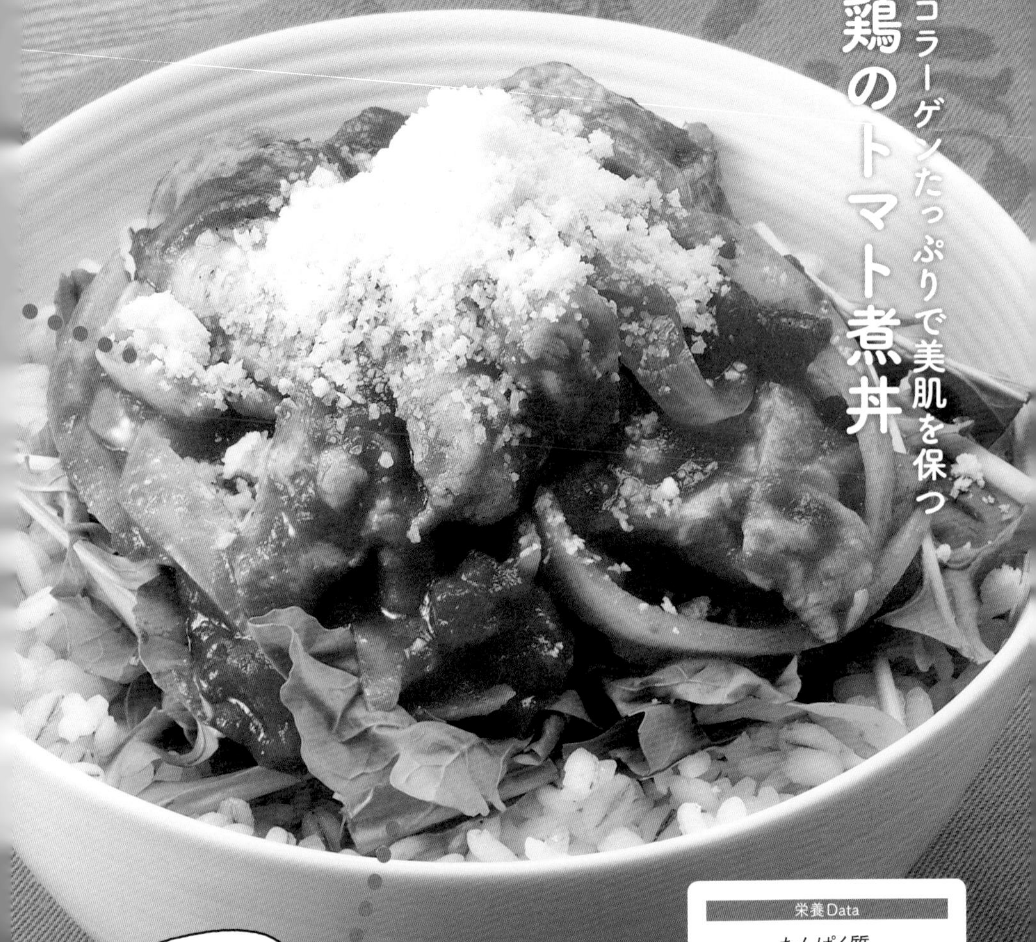

慈恵医大が考えた栄養補給！

コラーゲン補給で骨の縮小を防ぐ

じつは、シワやたるみは顔の骨の縮小も一要因。骨の縮小を防ぐためには、カルシウムだけではなく、骨の細胞をつなぐ役割のあるコラーゲンを摂ることが重要です。鶏肉の皮にはコラーゲンが豊富に含まれているので上手に利用。

栄養Data

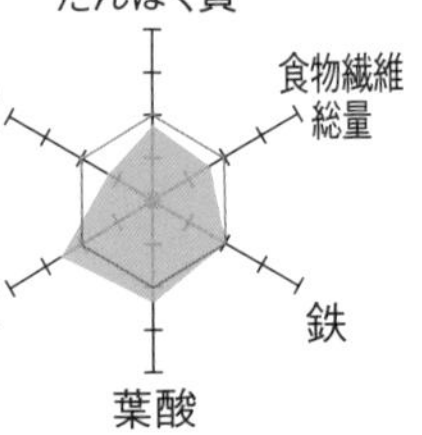

カロリー
596kcal

塩分
1.0g

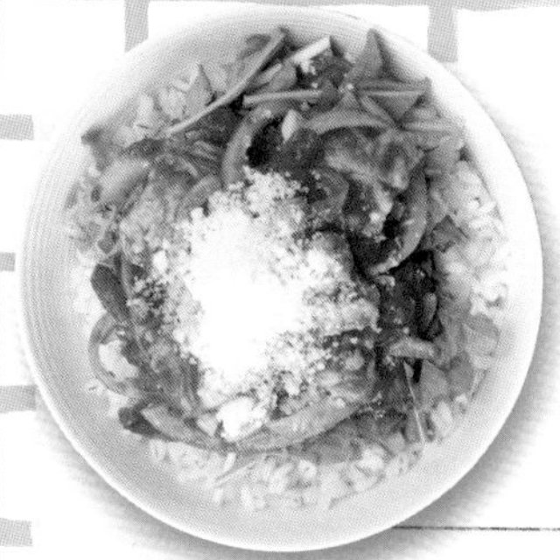

慈恵医大が考えた
やせポイント！

ビタミンCで
コラーゲンを吸収

鶏肉はもともとヘルシーなので、皮つき肉を使ってもカロリーオーバーの心配はなし。また、コラーゲンを効率よく体内に吸収するために、ビタミンCを豊富に含むルッコラを合わせました。

材料

・鶏もも肉 …100g
・玉ねぎ…50g
・トマト缶（カット）…120g
・ルッコラ…25g
・粉チーズ…6g（大さじ1）
・コンソメ、塩、コショウ、バター… 各適量
・サラダ油…4g（小さじ1）

作り方

1. 鶏肉は一口大に切り、塩、コショウで下味をつける。ルッコラは4cm長さのざく切りに、玉ねぎはくし切りにする。
2. 鍋に油をひき、肉を焼く。軽く火が通ったら、玉ねぎを加えて炒める。
3. ❷にトマト缶を入れ、コンソメを加えて煮込む。バターと塩、コショウで味を調える。

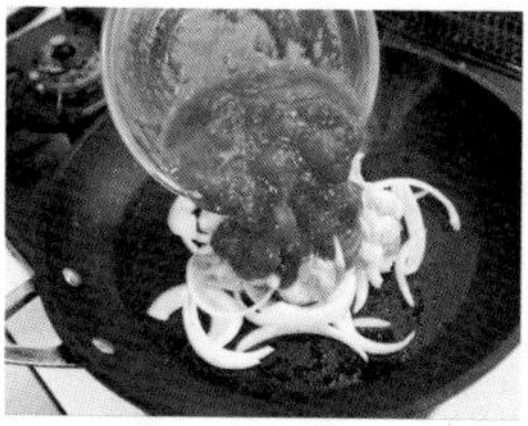

4. 器に麦ごはんを盛り、その上にルッコラをしき、❸をのせ、最後に粉チーズを振りかける。

やせ麦丼 02

鶏むね焼肉丼

味つけしっかり、でもヘルシー

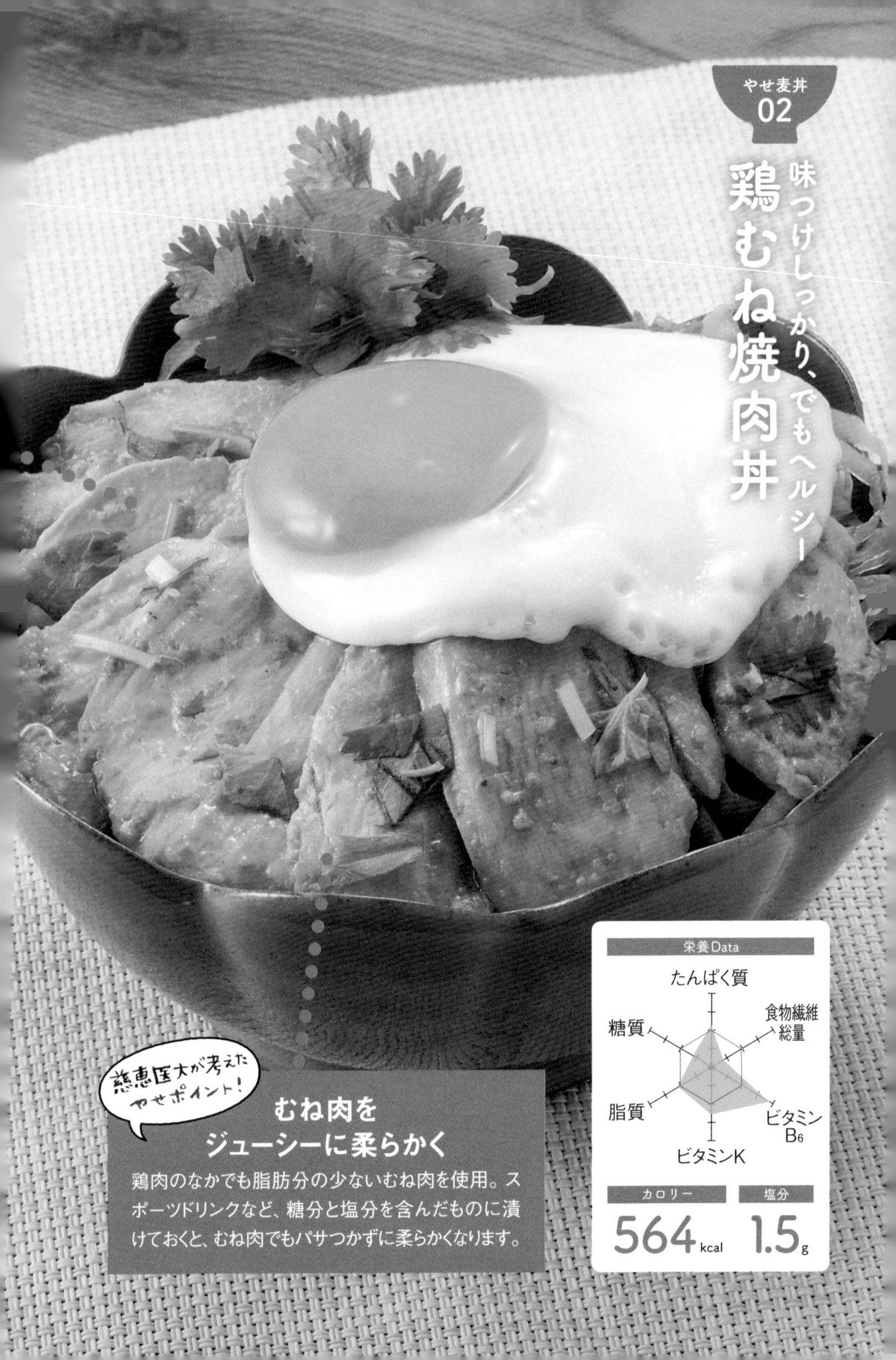

慈恵医大が考えた やせポイント!

むね肉を ジューシーに柔らかく

鶏肉のなかでも脂肪分の少ないむね肉を使用。スポーツドリンクなど、糖分と塩分を含んだものに漬けておくと、むね肉でもパサつかずに柔らかくなります。

栄養Data

たんぱく質
食物繊維総量
ビタミンB6
ビタミンK
脂質
糖質

カロリー	塩分
564kcal	1.5g

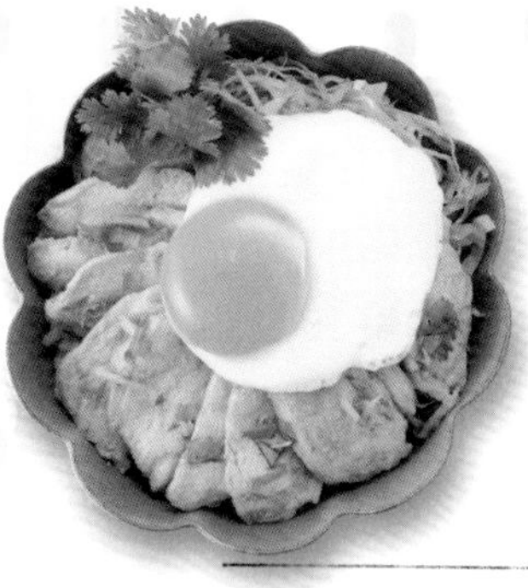

慈恵医大が考えた
栄養補給！

イミダゾールジペプチドが疲労を回復

むね肉には上質なたんぱく質が含まれているうえ、筋肉の疲れを回復する成分・イミダゾールジペプチドも豊富です。イミダゾールジペプチドは、渡り鳥の羽を動かす筋肉などに多く含まれており、持久力を保つ働きがあります。

材料

・鶏むね肉…100g
・レタス…30g
・香菜（パクチー）…5g
・卵…1個
・焼肉のたれ（市販）…15g（大さじ1）
・サラダ油…8g（小さじ2）

作り方

1. 鶏肉の繊維を断ち切るように一口大にそぎ切りにし、焼肉のたれに漬け、下味をつける。

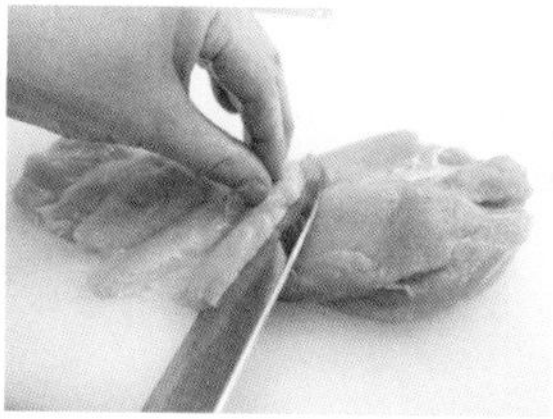

2. レタスは3㎜幅の千切り、香菜は2〜3㎝長さに切る。
3. フライパンに半量の油をひき、卵を割り入れ、目玉焼きを作る。
4. フライパンに残りの油をひき、鶏肉を入れて焼く。
5. 器に麦ごはんを盛り、レタスをしく。その上に肉を並べ、目玉焼きをのせ、香菜を散らす。

やせ麦丼 03

代謝アップの食材が盛りだくさん

ねぎたっぷり豚の塩だれ丼

慈恵医大が考えたやせポイント!

糖質をエネルギーに効率よく変換

豚肉には代謝アップに欠かせないビタミンB群が豊富に含まれています。糖質をエネルギーに変えるビタミンB_1がとくに多く含まれ、麦ごはんに合わせることでダイエットの強い味方になります。

栄養Data

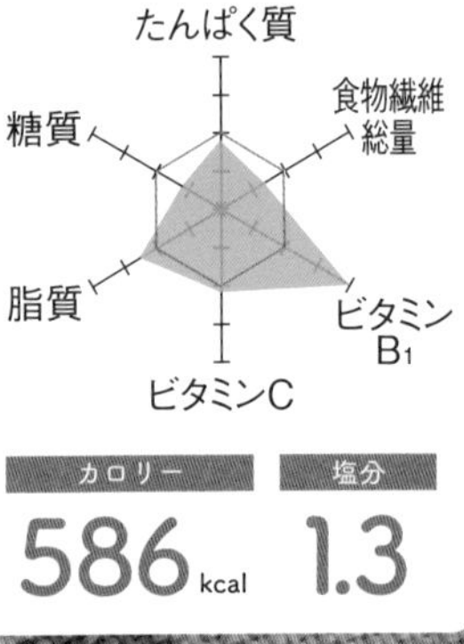

カロリー 586kcal

塩分 1.3

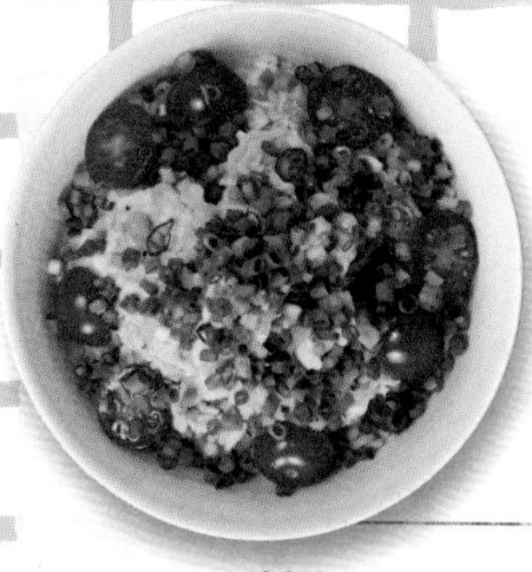

慈恵医大が考えた栄養補給！

アリシンとリコピンが脂肪を燃焼

ねぎに含まれるアリシンは、豚肉のビタミンB_1の吸収を助ける栄養素です。また、トマトに含まれるリコピンは血流をよくして代謝を高め、脂肪がつきにくい体にしてくれます。

材料

・豚ロース肉（薄切り）…100g
・小ねぎ…10g
・キャベツ…60g
・鷹の爪…1g
・プチトマト…40g
・塩だれ（市販）…15g（大さじ1）
・サラダ油…3g（小さじ1）

作り方

1. 豚肉を塩だれに漬け（15分）、小ねぎは3㎜幅、鷹の爪は2㎜幅の小口切り、キャベツは千切りにしておく。
2. フライパンに油を入れ、鷹の爪を加える。漬けておいた豚肉を入れて炒める（漬けだれは残しておく）。
3. 肉に火が通ったら、漬けだれを回し入れ、具材に絡める。
4. 器に麦ごはんを盛り、キャベツをしき、その上に❸と半分にカットしたプチトマト、小ねぎをのせる。

※キャベツは酢キャベツ（72ページ）に変えてもOK。

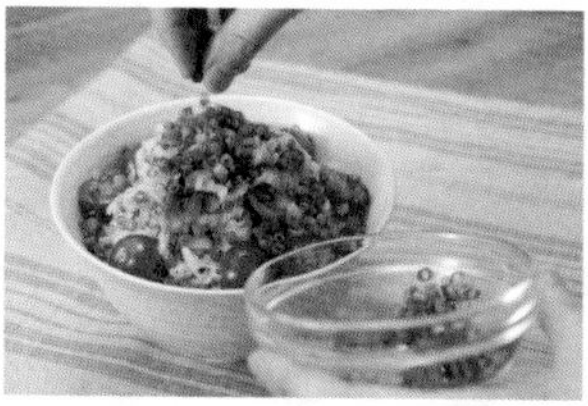

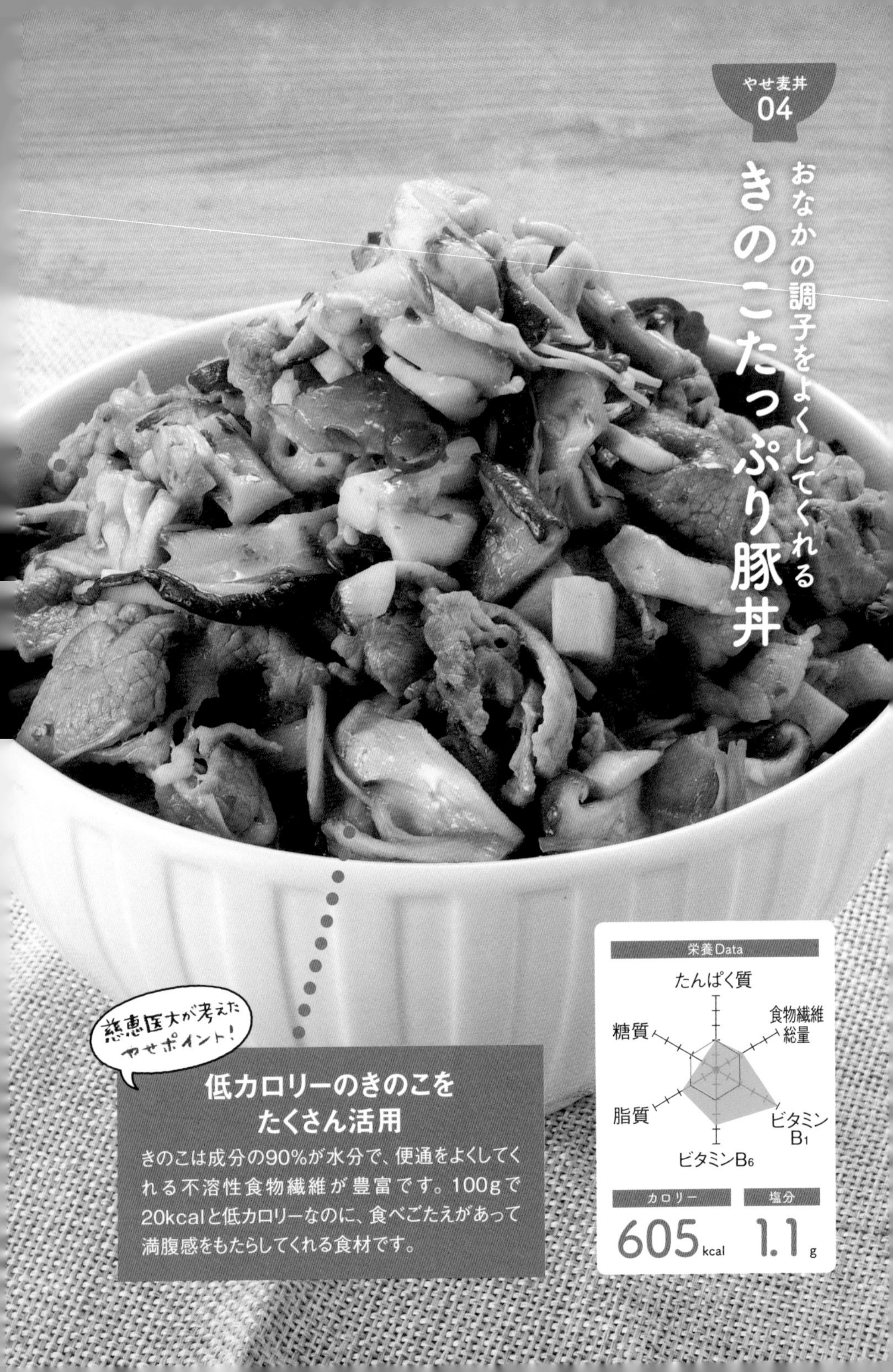

やせ麦丼
04

おなかの調子をよくしてくれる きのこたっぷり豚丼

慈恵医大が考えた
やせポイント!

低カロリーのきのこを たくさん活用

きのこは成分の90%が水分で、便通をよくしてくれる不溶性食物繊維が豊富です。100gで20kcalと低カロリーなのに、食べごたえがあって満腹感をもたらしてくれる食材です。

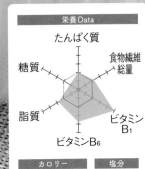

栄養Data

たんぱく質
食物繊維総量
ビタミンB1
ビタミンB6
脂質
糖質

カロリー
605kcal

塩分
1.1g

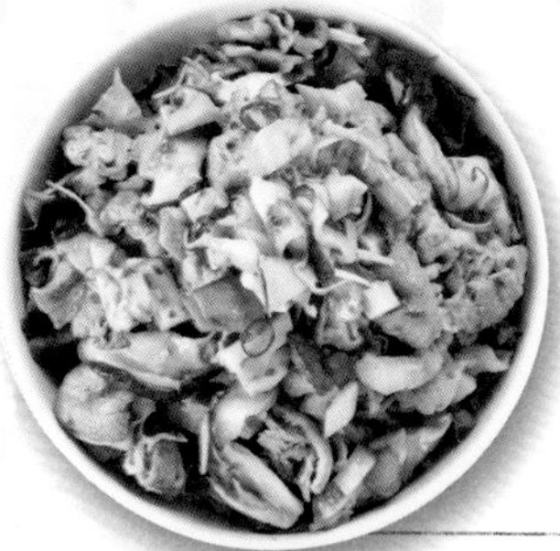

慈恵医大が考えた
栄養補給！

キノコキトサンが脂肪を抑制

きのこにはキノコキトサンという成分が豊富に含まれていて、コレステロールの低下作用や中性脂肪を抑制する効果があります。また、腸内の脂肪を吸着して排出する機能もあり、腸内環境を改善する働きも期待できます。

材料

・豚ロース肉（薄切り）…100g
・しいたけ…20g
・えのき…20g
・エリンギ…20g
・まいたけ…20g
・玉ねぎ…30g
・オリーブオイル…4g（小さじ1）
・にんにく…3g
・鷹の爪…少々
・バジルソース…7.5g（大さじ1/2）

作り方

1. きのこ類はざく切りに、玉ねぎ、にんにくは粗みじん切りにする。鷹の爪は2㎜幅の小口切りにする。

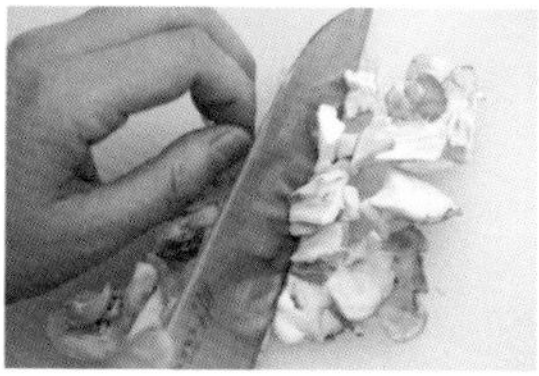

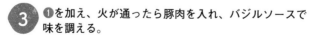

2. フライパンにオリーブオイルを入れて弱火にし、にんにく、鷹の爪を焦がさないように炒め、香りを出す。
3. ❶を加え、火が通ったら豚肉を入れ、バジルソースで味を調える。
4. 器に麦ごはんを入れ、❸をのせる。

やせ麦丼
05

栄養的にパーフェクトな完全食
豚キムチ・ニラ丼

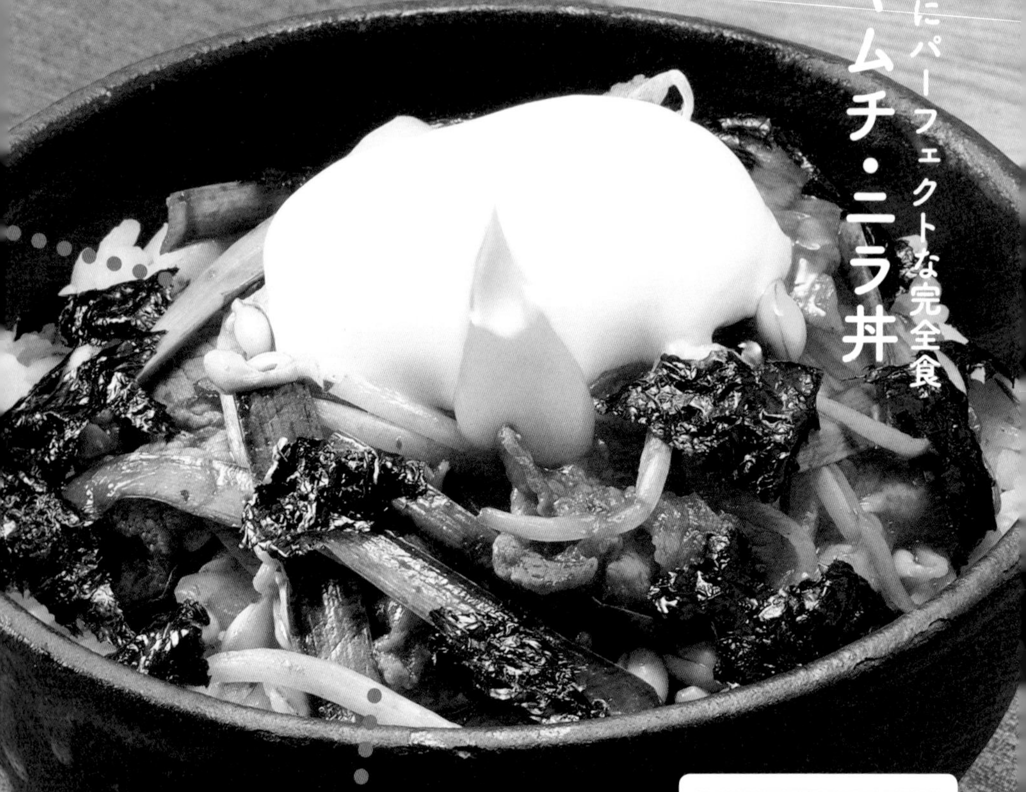

慈恵医大が考えた
やせポイント!

発酵食品で便秘を改善

キムチなどの発酵食品は腸内環境を整える働きがあり、便秘を解消してくれます。便秘が続くと脂質の代謝が落ちるので、脂肪がつきやすくなります。また、肌の調子も悪くなるので、便通をよくしておくことは美容のためにも大事です。

栄養Data

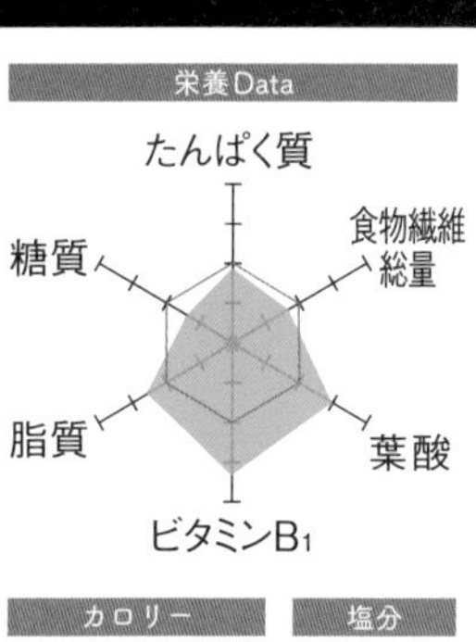

カロリー	塩分
619kcal	3.3g

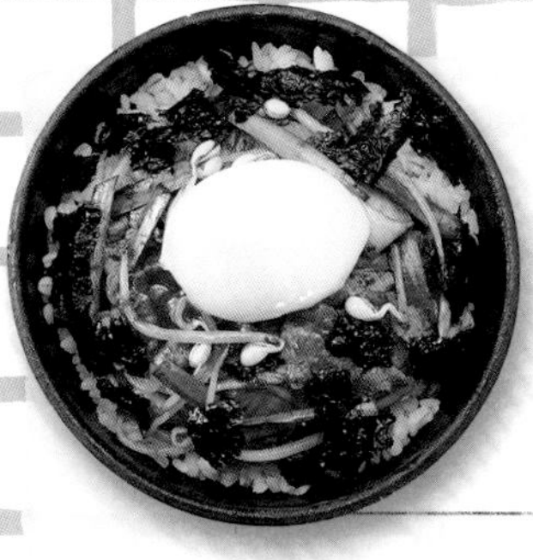

慈恵医大が考えた
栄養補給！

豚肉とニラの痩身マッチング

ニラの白い部分には、豚肉に含まれるビタミンB_1の吸収を助けるアリシンが多く含まれています。ニラと豚肉を一緒に食べることで、糖質を効率よくエネルギーに変えてくれます。

材料

・豚こま切れ肉…70g
・キムチ…60g
・ニラ…30g
・大豆もやし…30g
・温泉卵（市販）…1個
・韓国のり…2枚
・サラダ油…4g（小さじ1）
＊しょうゆ…10g（大さじ1）
＊砂糖…5g（小さじ1）
＊みりん…5g（小さじ1）
＊中華だし…少々

作り方

1. ニラは5cm長さに切る。＊の調味料を合わせておく。
2. フライパンに油を入れ豚肉を炒める。火が通ったら、❶の調味料を入れて絡める。
3. キムチとニラともやしを加え、さらに炒める。
4. 器に麦ごはんを盛り、❸をのせ、韓国のりを手でもんでかけ、最後に温泉卵をのせる。

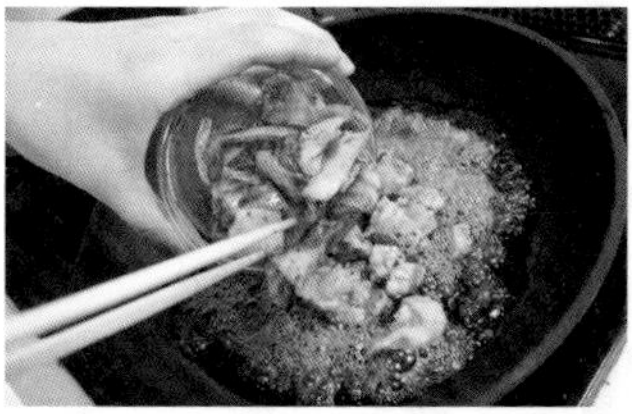

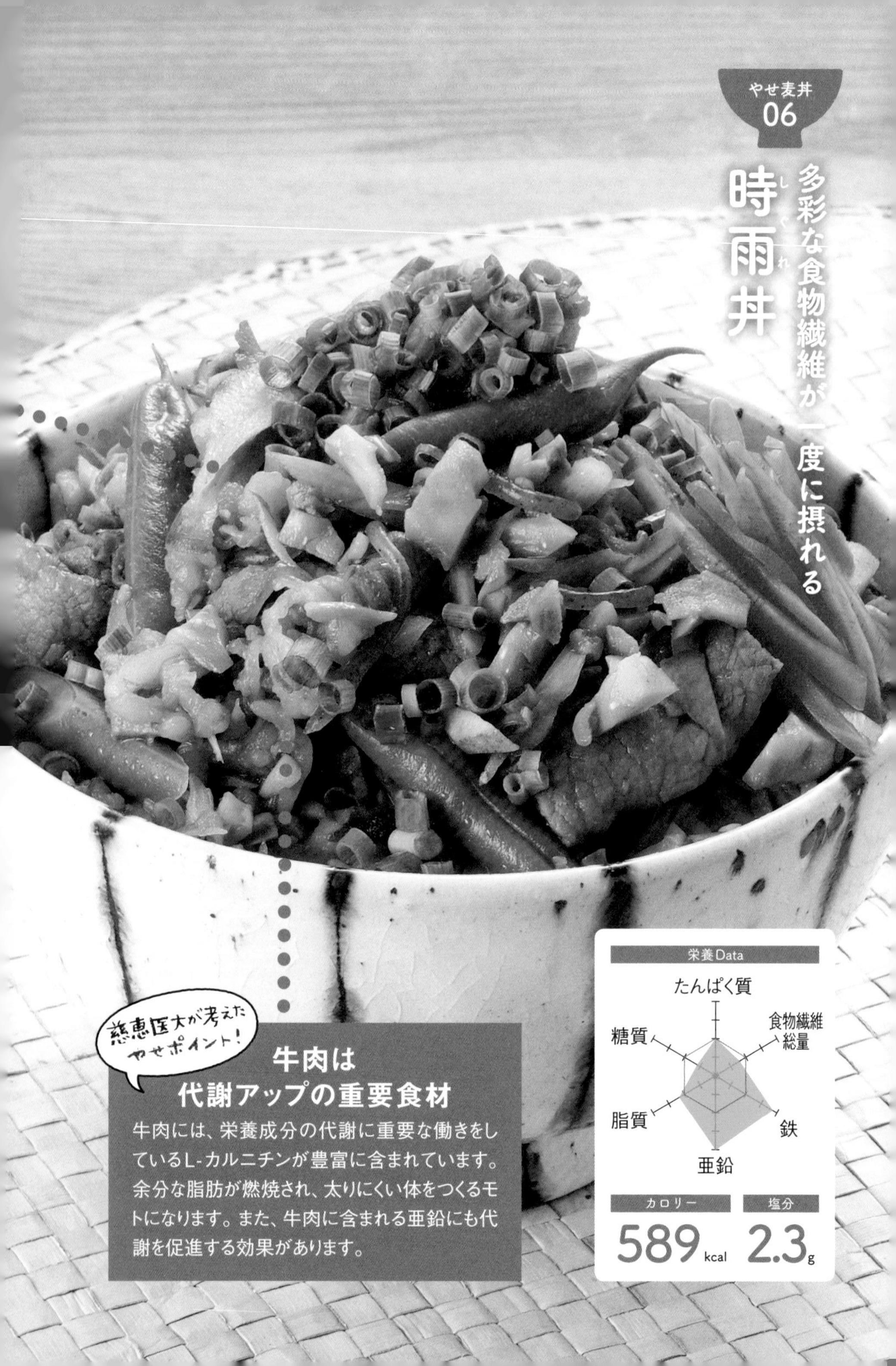

やせ麦丼
06

時《し》雨《ぐれ》丼

多彩な食物繊維が一度に摂れる

慈恵医大が考えた
やせポイント！

牛肉は
代謝アップの重要食材

牛肉には、栄養成分の代謝に重要な働きをしているL-カルニチンが豊富に含まれています。余分な脂肪が燃焼され、太りにくい体をつくるモトになります。また、牛肉に含まれる亜鉛にも代謝を促進する効果があります。

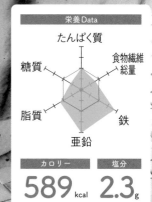

栄養Data

たんぱく質
食物繊維総量
鉄
亜鉛
脂質
糖質

カロリー 589kcal

塩分 2.3g

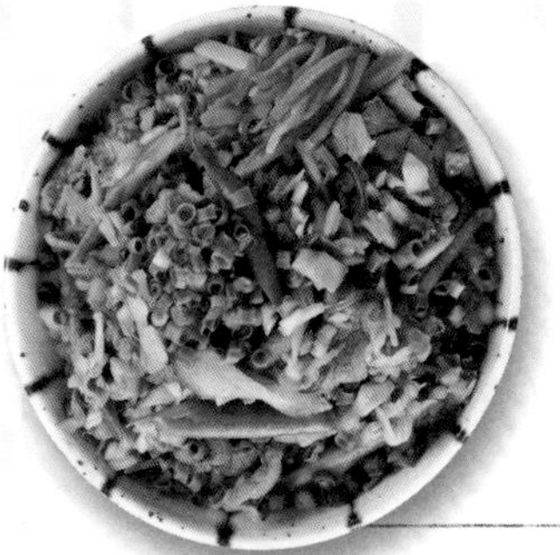

慈恵医大が考えた
栄養補給！

食物繊維のトリプルパンチ

こんにゃくは低カロリーでグルコマンナンという食物繊維を含み、ごぼうは食物繊維のなかでもがん予防や便秘予防効果で注目されているリグニンを含んでいます。まいたけは大麦同様にβ-グルカンを多く含んだ食材です（117ページ）。

材料

- 牛こま切れ肉…120g
- まいたけ…30g
- ごぼう…20g
- しらたき…20g
- いんげん…10g
- 小ねぎ…10g
- 紅しょうが…10g
- すき焼きのたれ（市販）…15g（大さじ１）

作り方

1. まいたけはざく切りにし、牛肉と混ぜる（一晩寝かせると肉が柔らかくなる）。

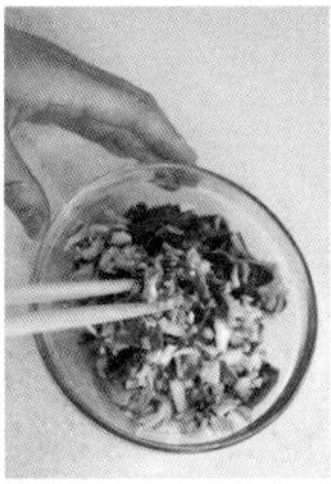

2. ごぼうはささがきにし、しらたきはパッケージ通りの下処理をする。
3. いんげんはスジを取り除き、軽く茹でたあとに斜め切りにする。
4. 鍋にすき焼きのたれを入れ、❶と❷を入れ、牛肉がほぐれるまで火を通す。
5. ❹に❸を加えて混ぜる。
6. 器に麦ごはんを入れ、❺をのせて紅しょうがを添える。最後にみじん切りにした小ねぎを散らす。

やせ麦丼
07

2種類の牛肉を使ってヘルシーに

すき焼き丼（雑穀米）

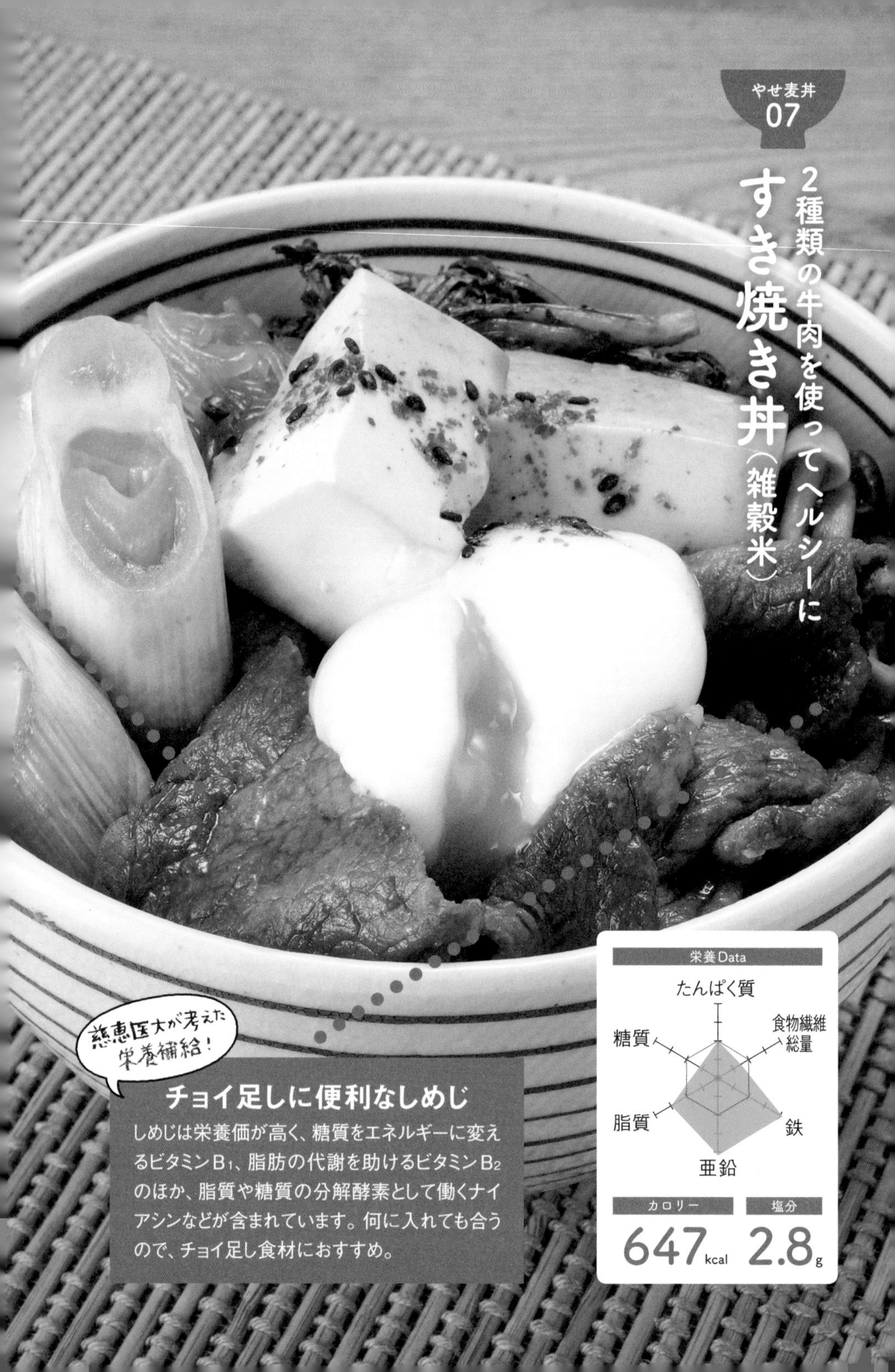

慈恵医大が考えた栄養補給！

チョイ足しに便利なしめじ

しめじは栄養価が高く、糖質をエネルギーに変えるビタミンB_1、脂肪の代謝を助けるビタミンB_2のほか、脂質や糖質の分解酵素として働くナイアシンなどが含まれています。何に入れても合うので、チョイ足し食材におすすめ。

栄養Data

たんぱく質
食物繊維総量
鉄
亜鉛
脂質
糖質

カロリー 647kcal

塩分 2.8g

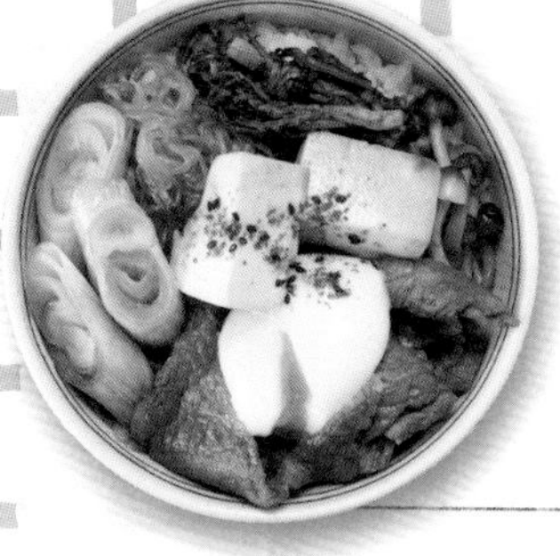

慈恵医大が考えた
やせポイント!

牛もも肉を使って脂質を抑える

すき焼きやしゃぶしゃぶに用いられる肩ロースは、比較的脂身が多いので、脂身の少ないもも肉を混ぜて脂質をカット。牛肉はダイエット中でも積極的に摂りたい食材のひとつ。

材料

・牛肩ロース肉（薄切り）…35g
・牛もも肉（薄切り）…35g
・豆腐…50g
・ねぎ…30g
・春菊…30g
・しらたき…40g
・しめじ…10g
・温泉卵（市販）…1個
・すき焼きのたれ（市販）…25g
・水…15g（大さじ1）

作り方

1. 牛肉、豆腐は一口大、ねぎは1㎝幅の斜め切り、春菊としらたきは3㎝長さに切る。しめじはほぐす。
2. 鍋にすき焼きのたれと水を入れ、温泉卵以外の具材を入れる。弱火で煮込む。
3. 器に雑穀米を盛り、❷をのせ、最後に温泉卵を割り入れる。好みで七味とうがらし（分量外）をふる。

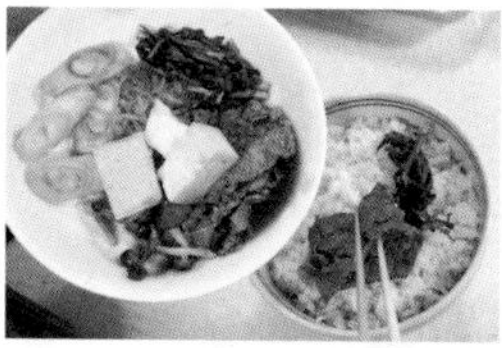

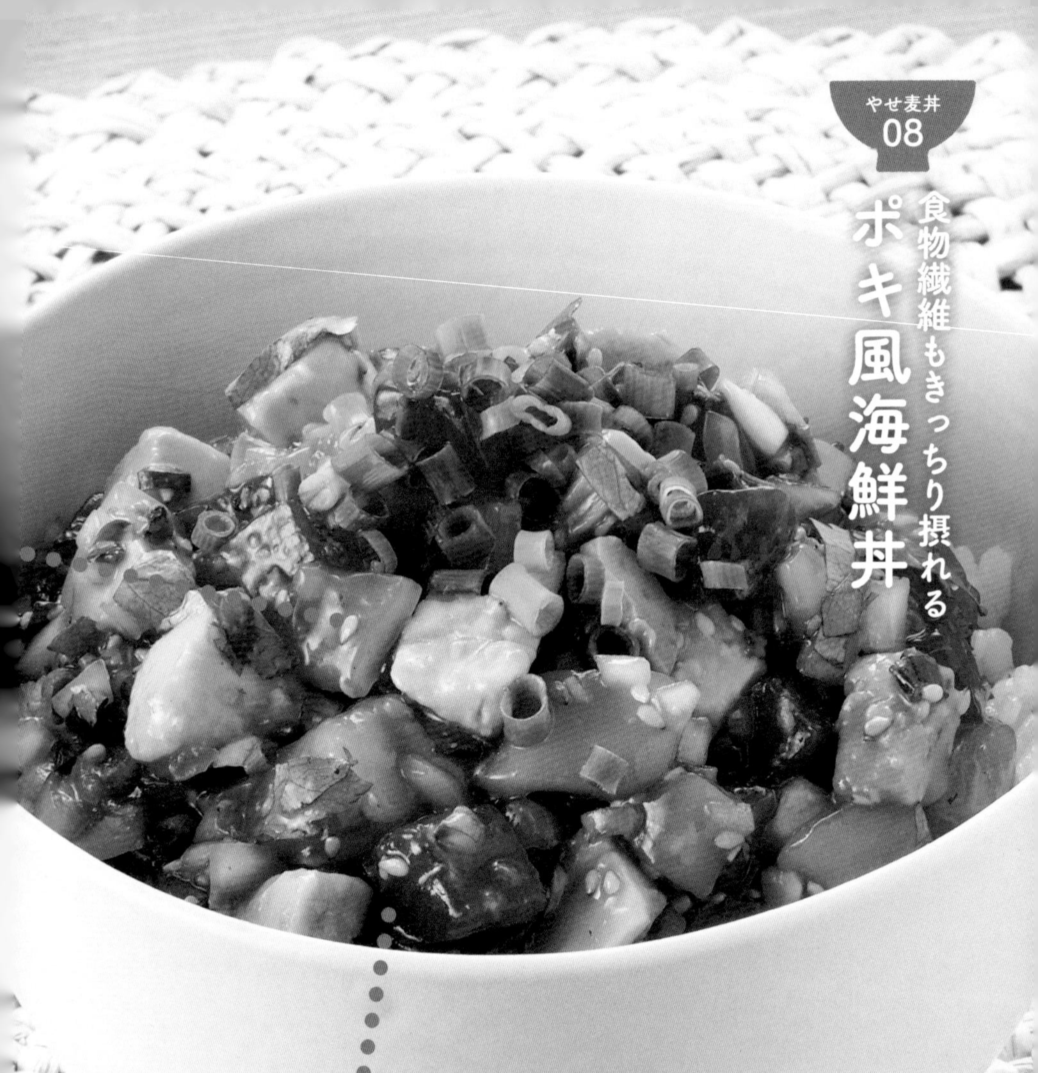

やせ麦丼
08

食物繊維もきっちり摂れる ポキ風海鮮丼

慈恵医大が考えた栄養補給!

海鮮丼の弱点をカバー

新鮮な刺身がおいしい海鮮丼ですが、野菜が不足しがちな丼もの。アボカド、わかめ、香菜を入れることで、その弱点をカバー。大麦そのものにも食物繊維が含まれているので、栄養満点の「慈恵医大」式海鮮丼です。

栄養Data

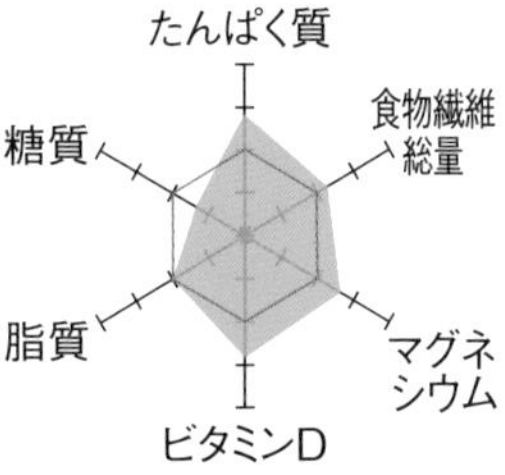

カロリー	塩分
620kcal	3.2g

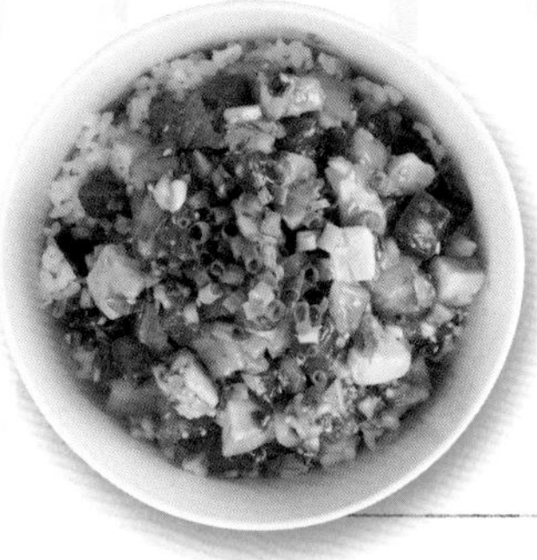

慈恵医大が考えた
やせポイント!

いか、えびは低カロリー&高たんぱく

いかやえびは低脂肪で良質なたんぱく質を含んでいます。とくに、いかに含まれるタウリンは血液循環をよくし、新陳代謝を活発にする働きがあります。

材料

・まぐろ（赤身）…80g
・アボカド…60g（1/2個）
・えび…30g
・いか…20g
・玉ねぎ…20g
・わかめ…10g
・香菜（パクチー）…5g
＊しょうゆ…12g
＊みりん…12g
＊ごま油…4g
＊わさび… お好みで
＊白ごま… 少々
・小ねぎ…10g

作り方

1 まぐろ、アボカド、えび、いかは1.5㎝の角切りにし、玉ねぎ、香菜はみじん切り、わかめはざく切りにする。

2 ボウルに＊の調味料と白ごまを合わせ、❶の具材を15分ほど漬け込む。

3 器に麦ごはんを盛り、❷をのせる。最後に小口切りした小ねぎを散らす。

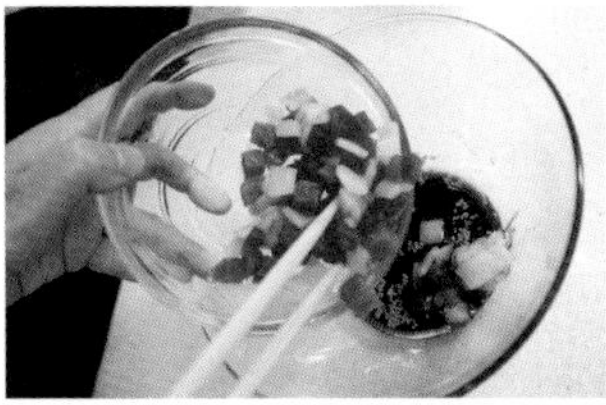

やせ麦丼
09

韓国風漬け丼

ごまの香りが食欲を満たす

慈恵医大が考えた やせポイント！

のりは最強の健康食材

のりは水溶性食物繊維が豊富で、食べ物の消化や吸収を遅らせる作用があるほか、糖質や脂肪を吸着して体外に排出してくれる働きも。「栄養が偏っているかも」という日のお助け食材です。

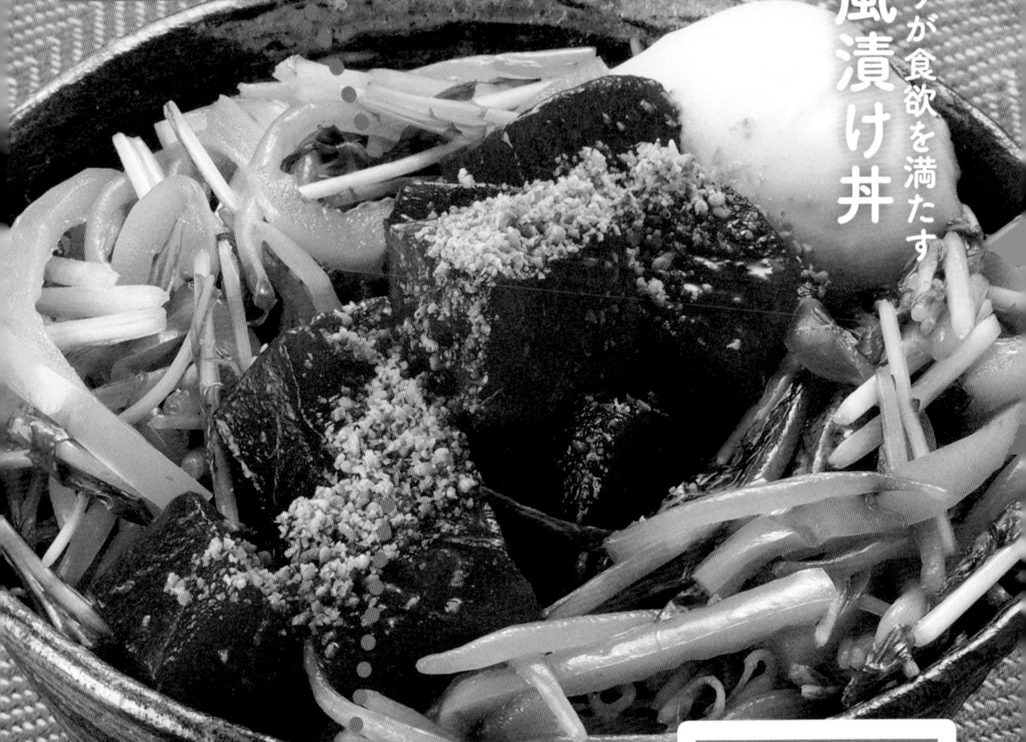

慈恵医大が考えた 栄養補給！

まぐろの赤身で鉄分補給

筋トレやエクササイズなどの運動時に、全身に酸素を運ぶ役割をしているのが鉄分。日本の女性の多くは鉄分不足といわれています。豊富な鉄分を含むまぐろの赤身で解決。

栄養Data

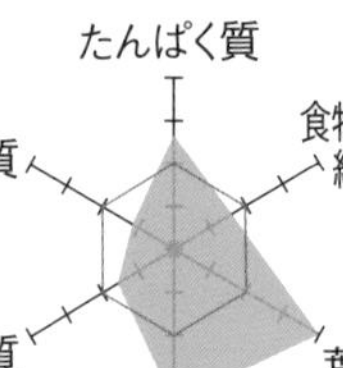

カロリー 538kcal

塩分 3.3g

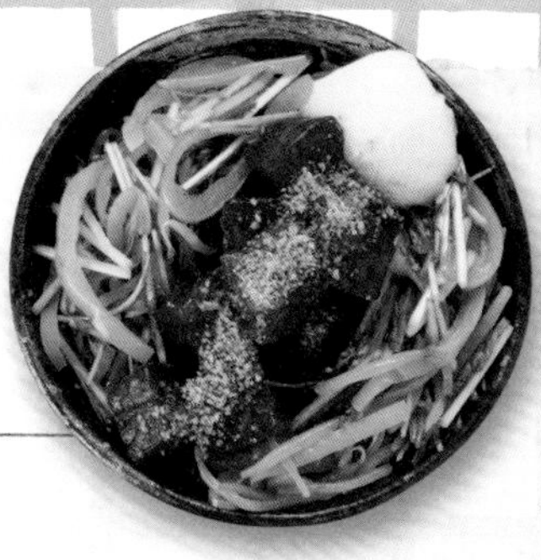

材料

・まぐろ（赤身）…80g
＊しょうゆ…12g（小さじ2）
＊酒…5g（小さじ1）
＊みりん…2g（小さじ1/2）
＊コチュジャン…3g（小さじ1/2）
＊ごま油…2g（小さじ1/2）
・水菜…20g
・パプリカ…25g
・もやし…30g
☆しょうゆ…3g（小さじ1/2）
☆ごま油…4g（小さじ1）
☆鶏がらスープの素…0.5g
・温泉卵（市販）…1個
・韓国のり…3g
・白すりごま…0.5g

作り方

1 まぐろは角切りにし、＊の調味料を合わせたものに漬ける（30分）。

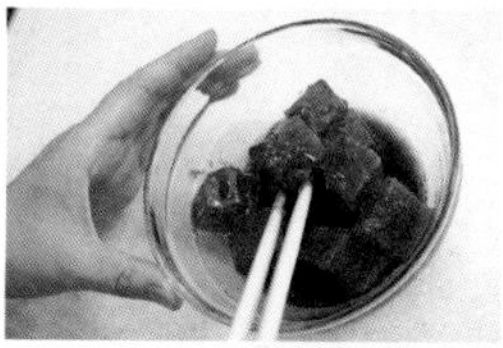

2 パプリカは2㎜幅、水菜は2㎝長さに切る。パプリカはしなっとする程度に電子レンジで加熱する。もやしも電子レンジで加熱し（2〜3分）、水気を切る。☆の調味料を加えてよく混ぜ合わせる。

3 器に麦ごはんを盛り、ちぎった韓国のりの上に❷をしき、❶のまぐろをのせる。温泉卵を割り入れ、すりごまをかける。

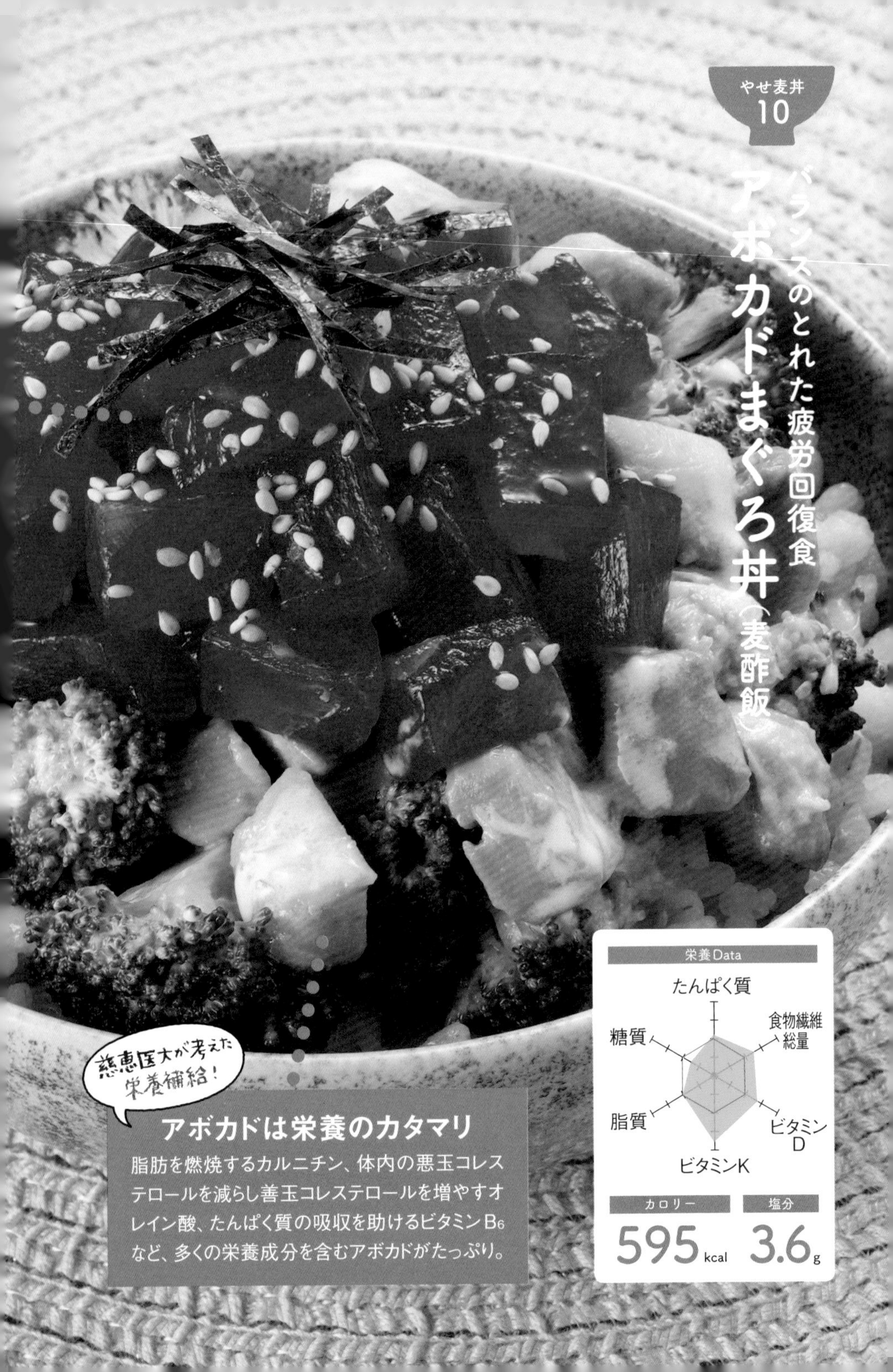

やせ麦丼
10

バランスのとれた疲労回復食
アボカドまぐろ丼（麦酢飯）

慈恵医大が考えた
栄養補給！

アボカドは栄養のカタマリ

脂肪を燃焼するカルニチン、体内の悪玉コレステロールを減らし善玉コレステロールを増やすオレイン酸、たんぱく質の吸収を助けるビタミンB_6など、多くの栄養成分を含むアボカドがたっぷり。

栄養Data

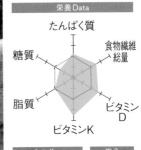

たんぱく質
食物繊維総量
ビタミンD
ビタミンK
脂質
糖質

カロリー	塩分
595kcal	3.6g

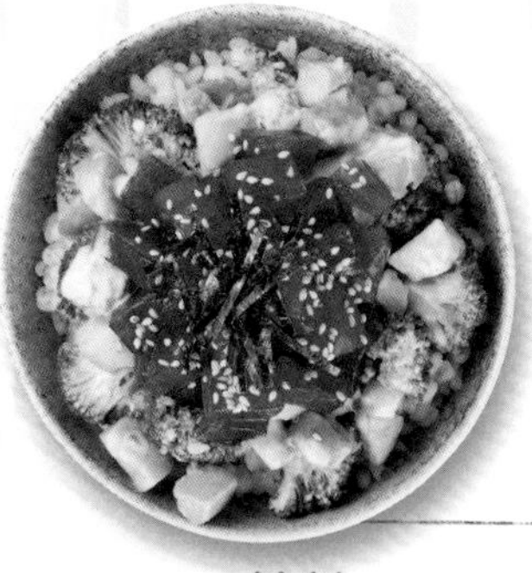

慈恵医大が考えた栄養補給！

疲れにくい体に“変身”

まぐろには、たんぱく質の代謝や筋肉の合成に必要なビタミンB_6や、神経や血液細胞を健康に保つビタミンB_{12}などが含まれています。「最近、疲れやすいな」というときに摂りたい一品。

材料

・まぐろ（赤身）…80g
＊しょうゆ…12g（小さじ2）
＊みりん…12g（小さじ2）
＊酒…5g（小さじ1）
＊砂糖…3g（小さじ1）
・アボカド…60g（1/2個）
・ブロッコリー…50g
☆塩…少々
☆酢…7g（大さじ1/2）
☆砂糖…1.5g（小さじ1/2）
☆わさび…お好みで
☆マヨネーズ…6g（大さじ1/2）
☆しょうゆ…3g（小さじ1/2）
・刻みのり…適量
・白ごま…適量

作り方

1. まぐろは角切りにし、＊の調味料を合わせたものに漬ける（30分）。
2. ブロッコリーは一口大に切る。アボカドは角切りにし、まず☆の塩、酢、砂糖を加えなじませ、残りの☆の調味料を合わせる。
3. 器に麦酢飯（※）を盛り、アボカドとブロッコリーをのせ、その上にまぐろをのせる。最後に刻みのりと白ごまを振りかける。

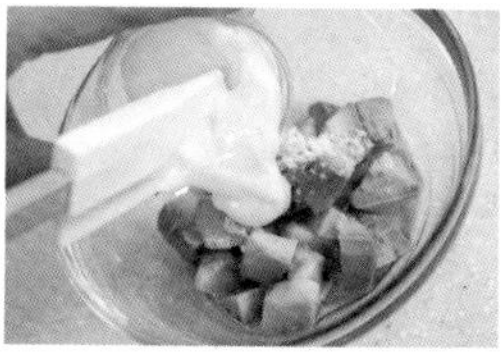

※麦ごはん150gに対し、酢10g（大さじ1）、砂糖2g（大さじ1/2）、塩1g（小さじ1/2）を加え、よく混ぜる。

やせ麦丼
11

深川丼

江戸っ子の味で脂質を燃焼

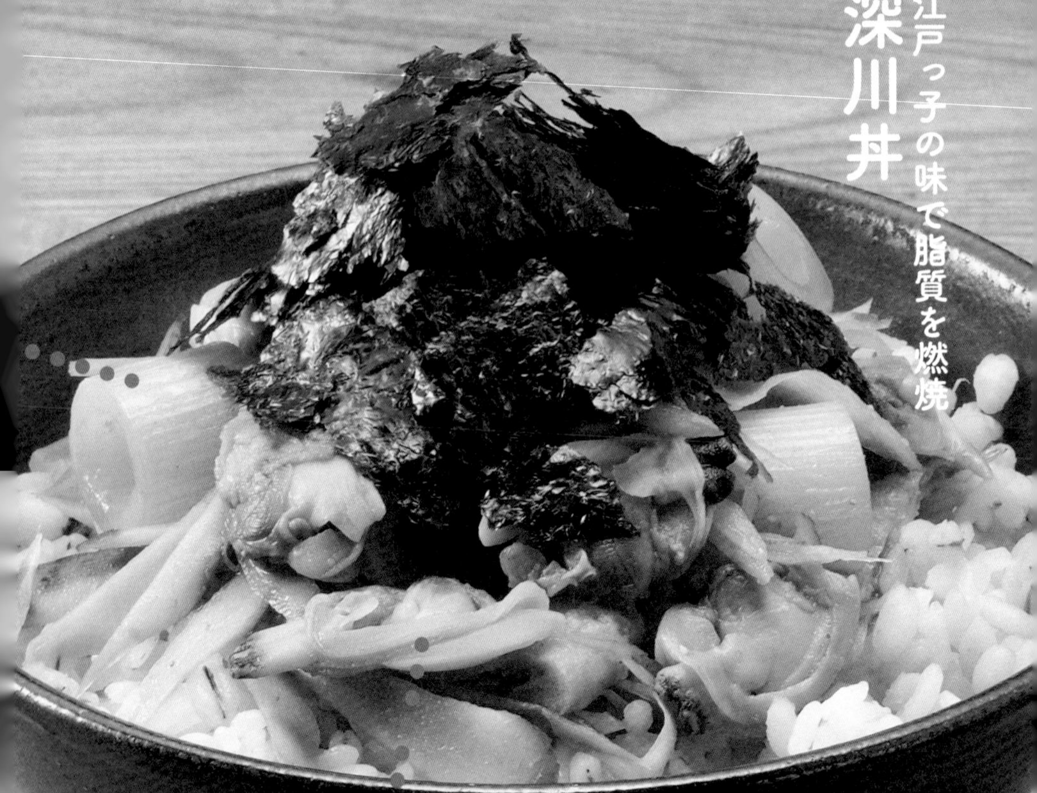

慈恵医大が考えた
やせポイント！

あさりで血糖値の上昇を抑制

貝類のなかでもとくに低糖質なのがあさり。糖分の多い食べ物は血糖値を上げるためインスリンが働きます。インスリンは血液中の糖分を体脂肪として蓄積させる作用もあるので、血糖値が高い状態が続くと肥満につながります。あさりに含まれる亜鉛とコハク酸は、血糖値の上昇を抑える作用があります。

栄養Data

たんぱく質
食物繊維総量
亜鉛
ビタミンE
脂質
糖質

カロリー	塩分
475kcal	1.5g

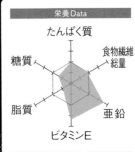

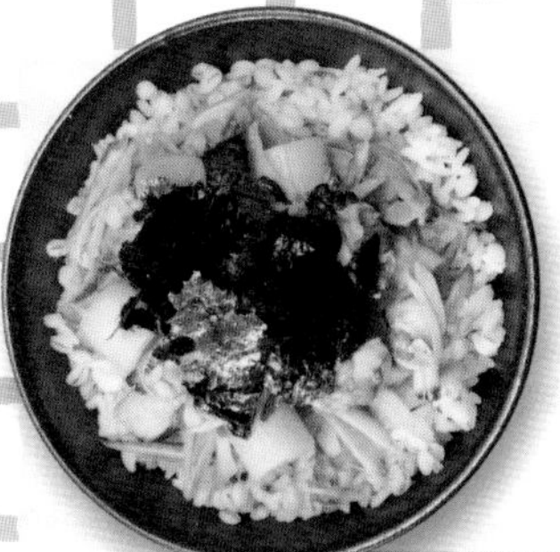

慈恵医大が考えたやせポイント！

ねぎのアリインが糖質を分解

ねぎの成分・アリインは糖質の分解を促進します。さらに、アリインが変化したアリシンは糖質を燃焼させるビタミンB_1の吸収を高める作用が。また、ねぎの白い部分に多く含まれるフルクタンという成分も糖質の吸収を抑制します。

材料

・あさり（水煮缶）…90g
・ねぎ（白い部分）…50g
・油揚げ…20g
・しょうが…5g
・ごぼう…30g
＊赤みそ…2g（小さじ1/3）
＊しょうゆ…2g（小さじ1/3）
＊みりん…12g（小さじ2）
・焼きのり…1g

作り方

1. ねぎは1㎝幅、油揚げは1㎝幅の短冊切り、しょうがは千切り、ごぼうはささがきにする。

2. フライパンにあさり缶の汁と＊の調味料を加えてひと煮立ちさせたら、しょうが、ねぎ、ごぼう、あさり、油揚げを入れ、ねぎが柔らかくなるまで煮込む。

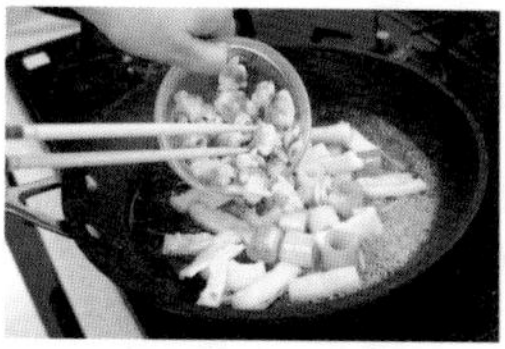

3. 器に麦ごはんを盛り、❷をのせ、最後にちぎったのりをかける。

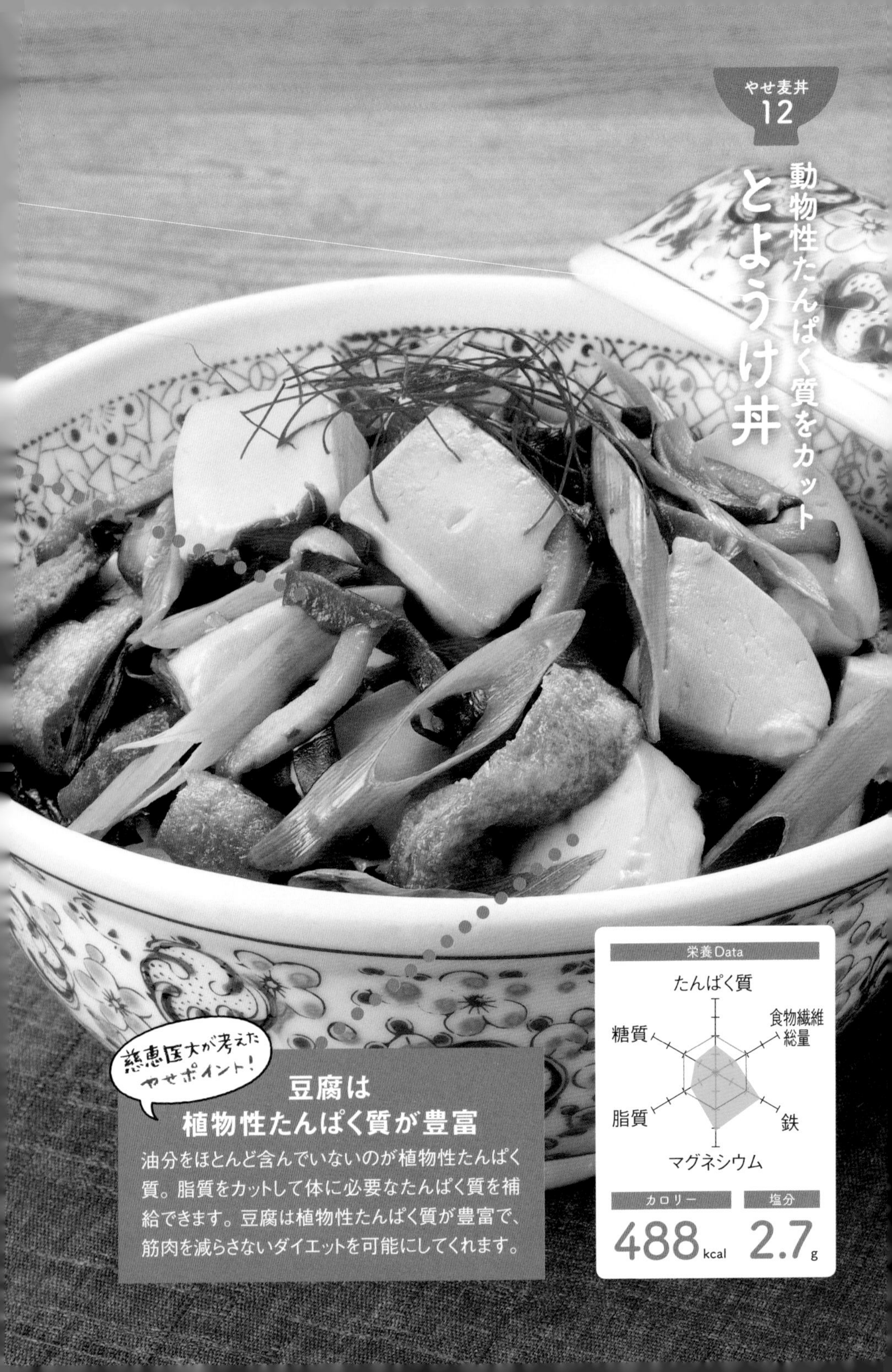

やせ麦丼
12

動物性たんぱく質をカット

とようけ丼

慈恵医大が考えた
やせポイント！

豆腐は
植物性たんぱく質が豊富

油分をほとんど含んでいないのが植物性たんぱく質。脂質をカットして体に必要なたんぱく質を補給できます。豆腐は植物性たんぱく質が豊富で、筋肉を減らさないダイエットを可能にしてくれます。

栄養Data

たんぱく質
食物繊維総量
鉄
マグネシウム
脂質
糖質

カロリー
488kcal

塩分
2.7g

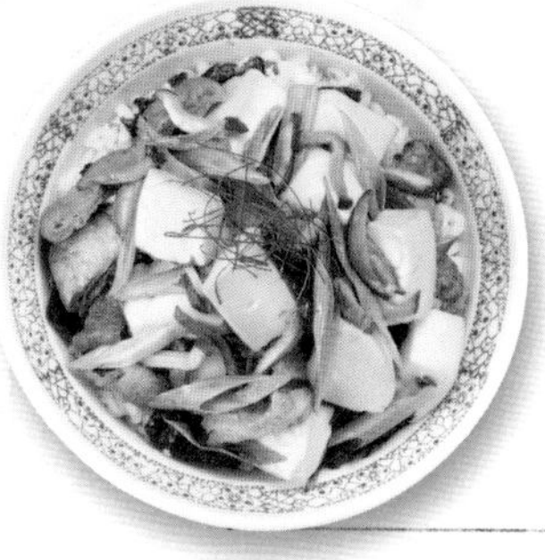

慈恵医大が考えた
栄養補給!

「生」と「乾燥」では栄養が違う

生しいたけと乾燥しいたけでは含まれる栄養が異なり、生だとビタミンB_1、B_2が多く、乾燥はカリウムが多くなります。ビタミンB群は代謝をよくし、カリウムはむくみの解消に役立ちます。

材料

・絹ごし豆腐…150g
・油揚げ…30g
・しいたけ…10g
・九条ねぎ…10g
＊麺つゆ…18g（大さじ1）
＊しょうゆ…6g（小さじ1）
＊砂糖…3g（小さじ1）
＊水…100g
・焼きのり…3g
・糸とうがらし…適量

作り方

1. 油揚げは1㎝幅、しいたけは細切り、九条ねぎは斜め切りにしておく。
2. 鍋に＊の調味料と水を入れ、ねぎ、しいたけを煮る。
3. 油揚げと乱切りにした豆腐を加え、豆腐に火が通るまで煮る。
4. 器に麦ごはんを盛り、のりをしき、❸をかける。最後に、糸とうがらしを飾る。

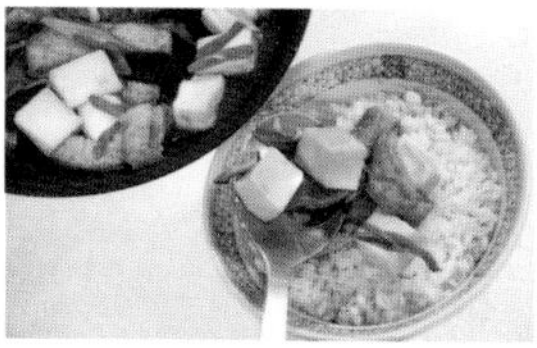

やせ麦丼
13

大豆のチカラをフル活用
あんかけ豆腐丼

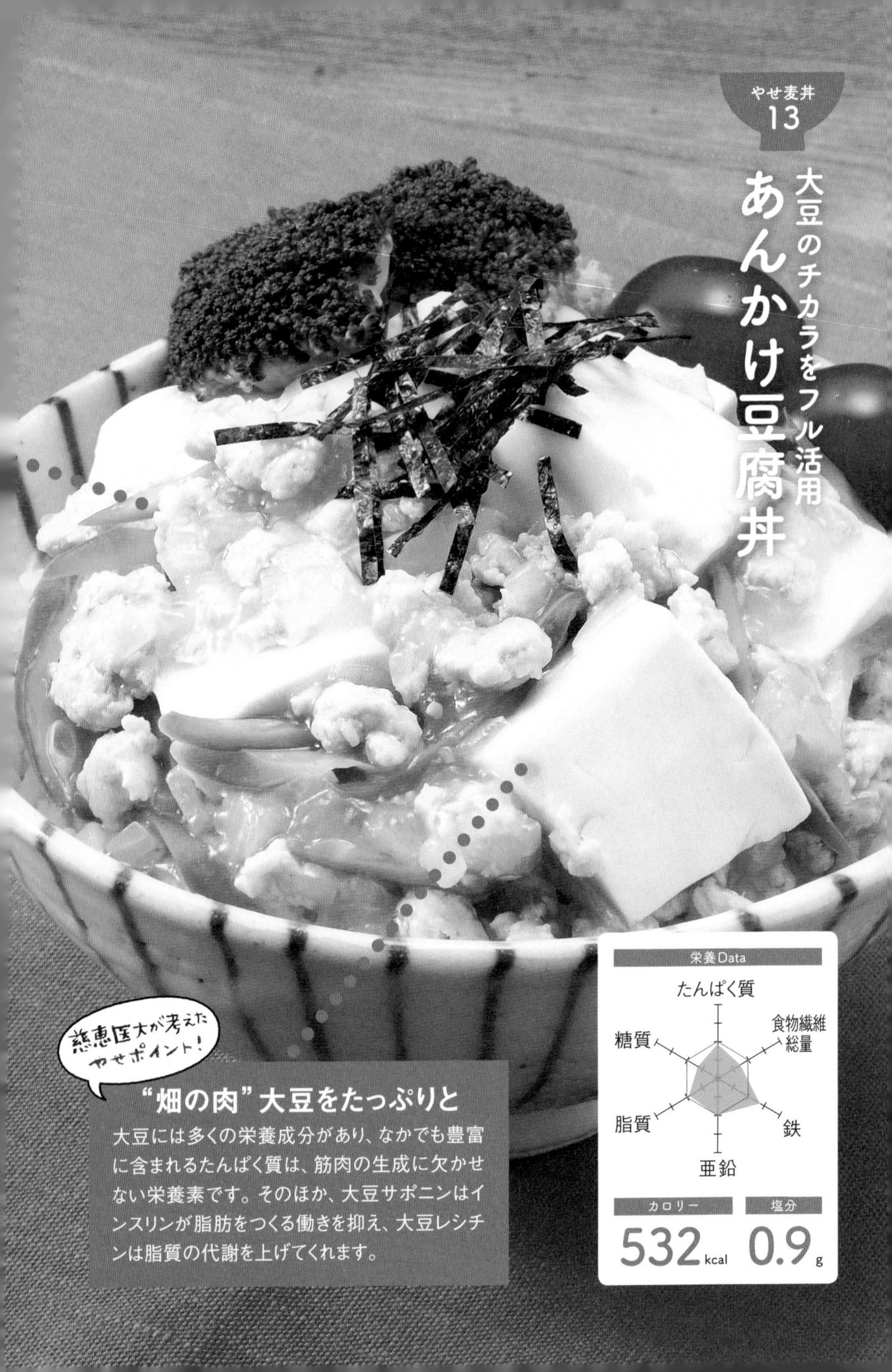

慈恵医大が考えたやせポイント！

“畑の肉”大豆をたっぷりと

大豆には多くの栄養成分があり、なかでも豊富に含まれるたんぱく質は、筋肉の生成に欠かせない栄養素です。そのほか、大豆サポニンはインスリンが脂肪をつくる働きを抑え、大豆レシチンは脂質の代謝を上げてくれます。

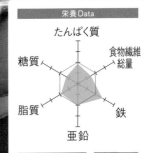

栄養Data

たんぱく質
食物繊維総量
鉄
亜鉛
脂質
糖質

カロリー	塩分
532kcal	0.9g

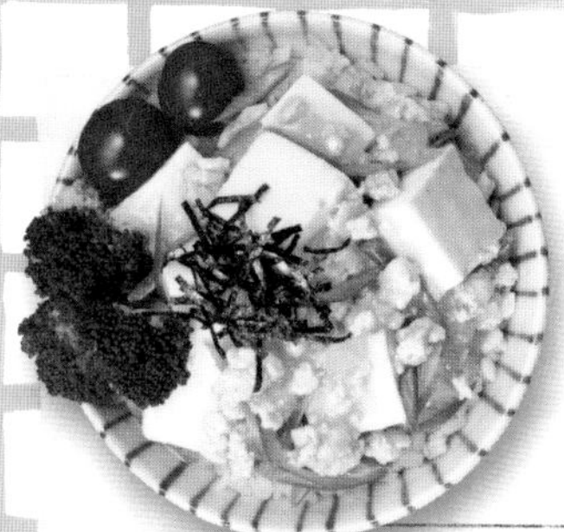

慈恵医大が考えた
栄養補給！

いんげんで食べすぎを防止

いんげんには9種類のアミノ酸が含まれ、糖質を燃焼させるビタミンB_1、脂質を燃焼させるビタミンB_2なども豊富。さらに、満腹感を得られるので食べすぎを予防します。

材料

・鶏ひき肉…40g
・豆腐…200g
・玉ねぎ…40g
・いんげん…30g
・サラダ油…4g（小さじ1）
＊白だし（市販）…9g（小さじ1と1/2）
＊水…100g
☆片栗粉…3g（小さじ1）
☆水…7g（大さじ1/2）

・刻みのり…適量
・ブロッコリー…30g
・プチトマト…10g

作り方

1. 豆腐は大きめの角切り、玉ねぎはみじん切り、いんげんは斜め切り、ブロッコリーは一口大にして電子レンジで加熱する。
2. フライパンに油をひき、鶏ひき肉を炒め、軽く火が通ったら玉ねぎといんげんを加える。
3. ＊の白だしと水を加え、沸騰したら豆腐を入れひと煮立ちさせる。☆の水溶き片栗粉でとろみをつける。

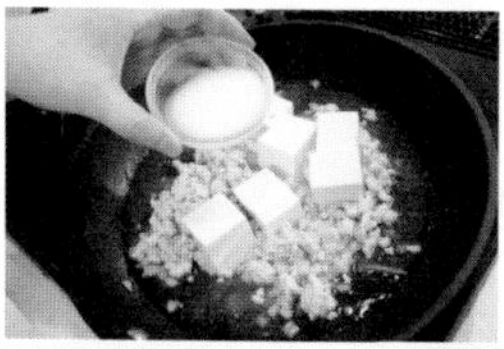

4. 器に麦ごはんを盛り、❸をかける。プチトマトとブロッコリーを飾り、最後に刻みのりを振りかける。

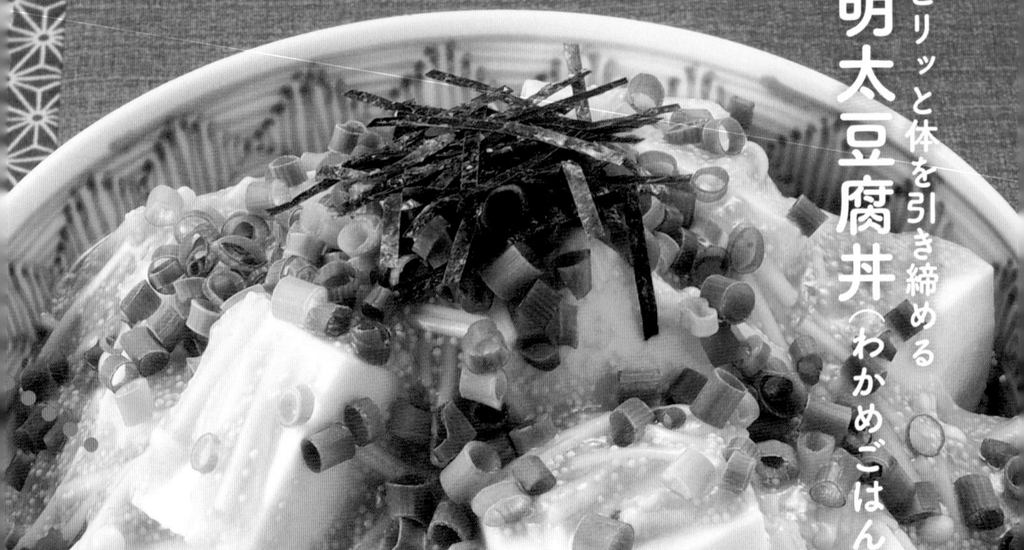

明太豆腐丼（わかめごはん）

ピリッと体を引き締める

慈恵医大が考えた栄養補給！

豆腐でミネラルも補給

大豆はたんぱく質だけではなく、ビタミンやミネラルも豊富です。カルシウム、カリウムなどのミネラルは体の機能維持、調整に必要な栄養素。摂取は微量でも大丈夫ですが、足りないと美容・健康を損ねる要因になってきます。

栄養Data

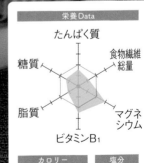

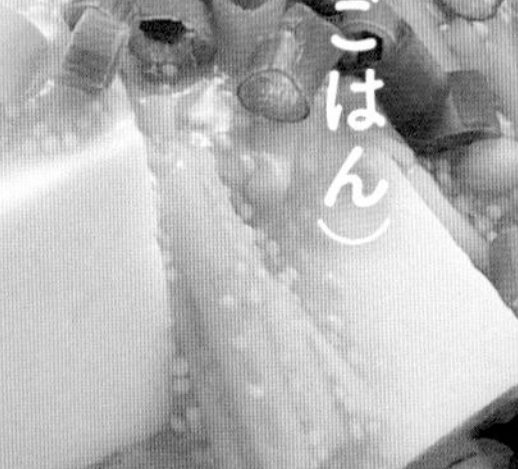

カロリー 475kcal

塩分 2.9g

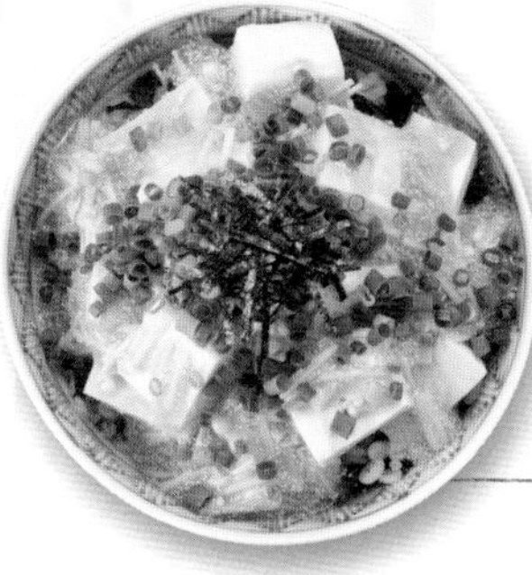

慈恵医大が考えた
やせポイント!

“美しさ”の秘訣は明太子

明太子は効果的な美容食材で、ビタミンD、たんぱく質、カプサイシンが含まれます。辛みの成分であるカプサイシンには脂肪燃焼、代謝アップの働きが。また、コラーゲンの代謝を活性化させるナイアシンで美肌効果も期待できます。

材料

・明太子…30g
・絹ごし豆腐…200g
・小ねぎ…10g
・えのき…40g
・ごま油…4g（小さじ１）
＊白だし（市販）… 9g（小さじ1+1/2）
＊水…100g
☆片栗粉 …3g（小さじ1）
☆水…7g（大さじ1/2）
・刻みのり…適量

作り方

1 豆腐は大きめの角切り、小ねぎは刻む。えのきは3等分に切る。明太子は皮を取り除く。

2 フライパンにごま油を入れ、明太子をほぐしながら炒める。

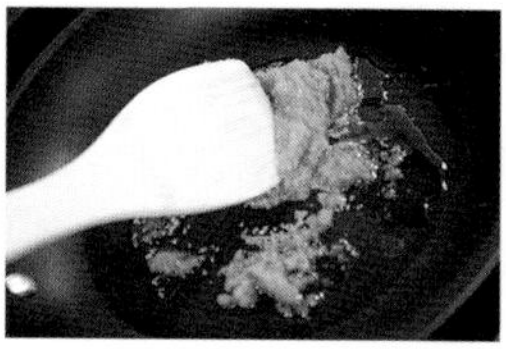

3 ＊の白だしと水を加え、☆の水溶き片栗粉でとろみをつけ、えのきと小ねぎを入れる。

4 器にわかめごはん（※）を盛り、豆腐をのせて❸をかける。最後に刻みのりを振りかける。

※麦ごはん150gに対し、生わかめ10g（カットわかめ1g）を入れてよく混ぜる。

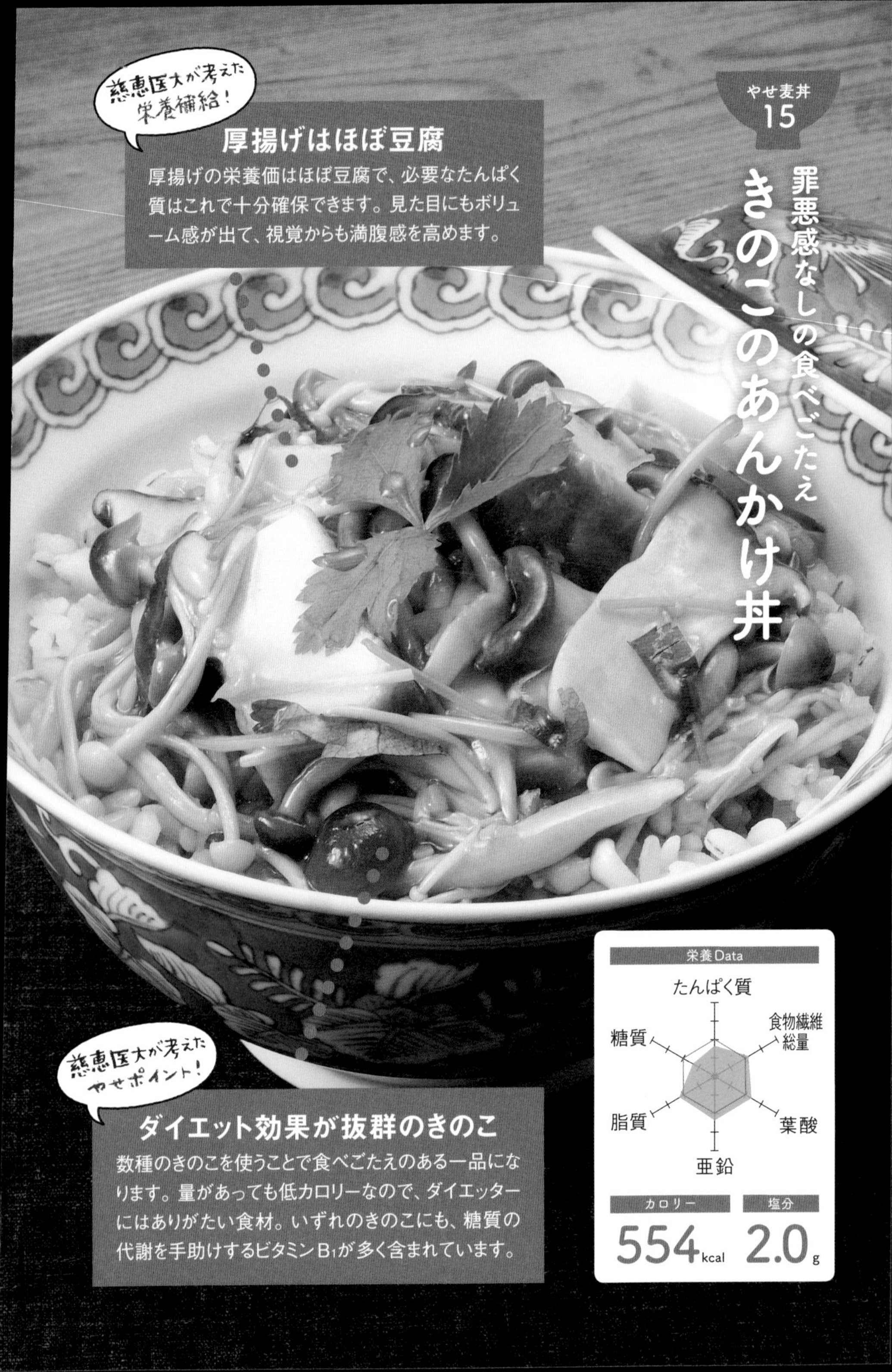

やせ麦丼
15

罪悪感なしの食べごたえ
きのこのあんかけ丼

慈恵医大が考えた
栄養補給!

厚揚げはほぼ豆腐

厚揚げの栄養価はほぼ豆腐で、必要なたんぱく質はこれで十分確保できます。見た目にもボリューム感が出て、視覚からも満腹感を高めます。

慈恵医大が考えた
やせポイント!

ダイエット効果が抜群のきのこ

数種のきのこを使うことで食べごたえのある一品になります。量があっても低カロリーなので、ダイエッターにはありがたい食材。いずれのきのこにも、糖質の代謝を手助けするビタミンB_1が多く含まれています。

栄養Data

たんぱく質
食物繊維総量
葉酸
亜鉛
脂質
糖質

カロリー
554kcal

塩分
2.0g

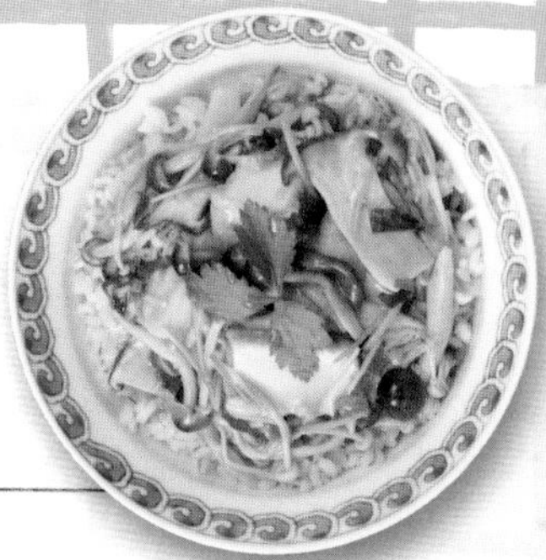

材料

- えのき…30g
- しめじ…30g
- エリンギ…30g
- 厚揚げ…150g
- しょうが…5g
- みつば…3g
- ごま油…4g（小さじ1）
- 薄口しょうゆ…12g（小さじ2）
- だし汁…50g
- みりん…6g（小さじ1）

＊片栗粉…3g（小さじ1）
＊水…25g

作り方

1. しょうがはみじん切りにし、厚揚げは大きめに切る。みつばは3cm長さに切る。
2. えのきは3等分に切る。しめじはほぐす。エリンギは長さをえのきに合わせてスライスする。
3. 厚揚げは、軽く湯通しして油を落とす。
4. 鍋にごま油を入れ、弱火でしょうがを炒めて香りを出す。
5. 続いてきのこ類を加えて炒め、だし汁、薄口しょうゆ、みりんを入れ❸を加える。

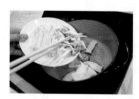

6. 火が通ったら＊の水溶き片栗粉であんにし、みつばを加える。
7. 器に麦ごはんを盛り、❻をかける。

やせ麦丼 16

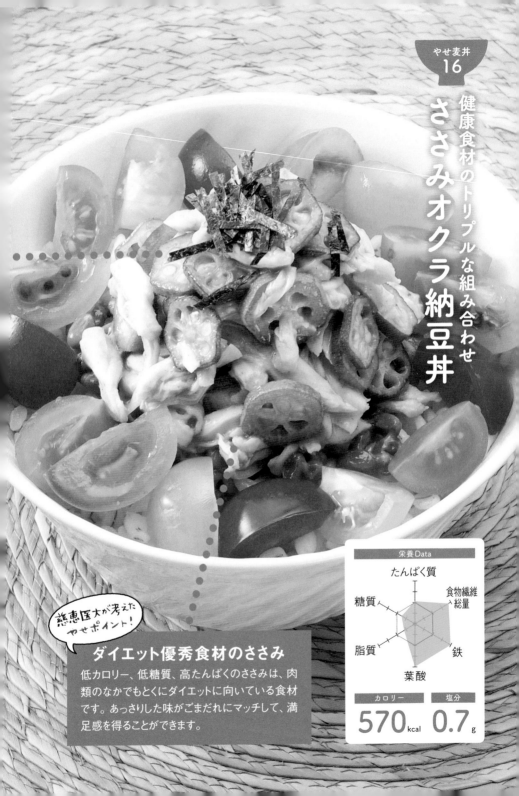

ささみオクラ納豆丼

健康食材のトリプルな組み合わせ

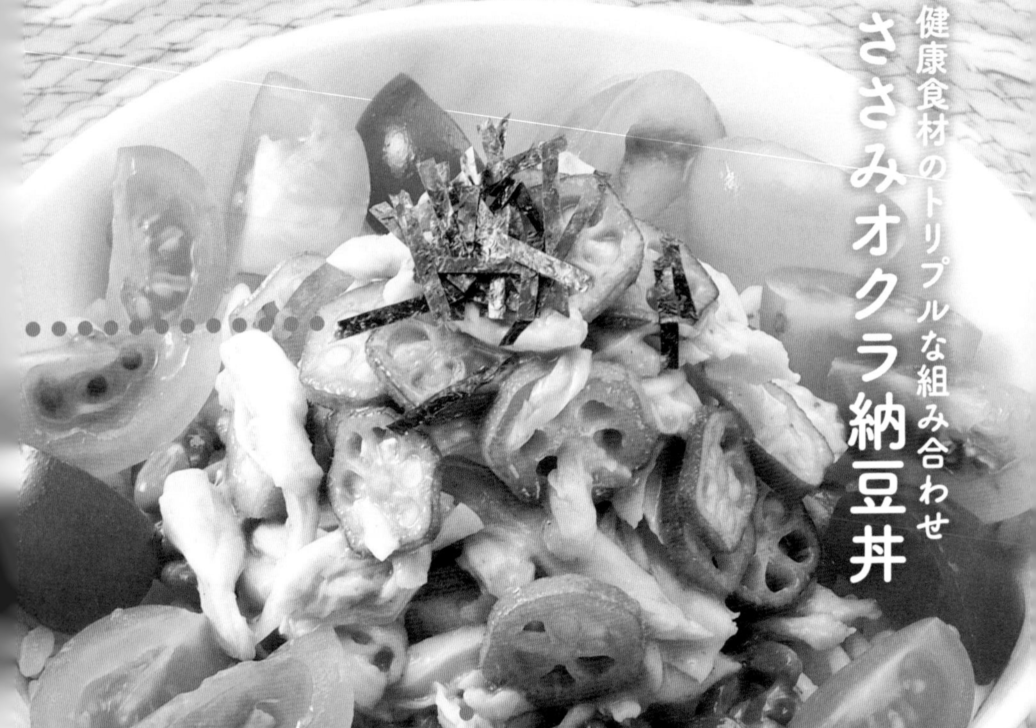

慈恵医大が考えた
やせポイント!

ダイエット優秀食材のささみ

低カロリー、低糖質、高たんぱくのささみは、肉類のなかでもとくにダイエットに向いている食材です。あっさりした味がごまだれにマッチして、満足感を得ることができます。

栄養Data

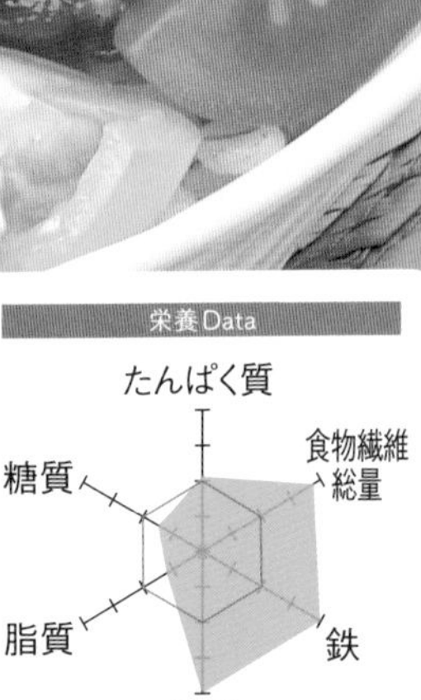

カロリー	塩分
570kcal	0.7g

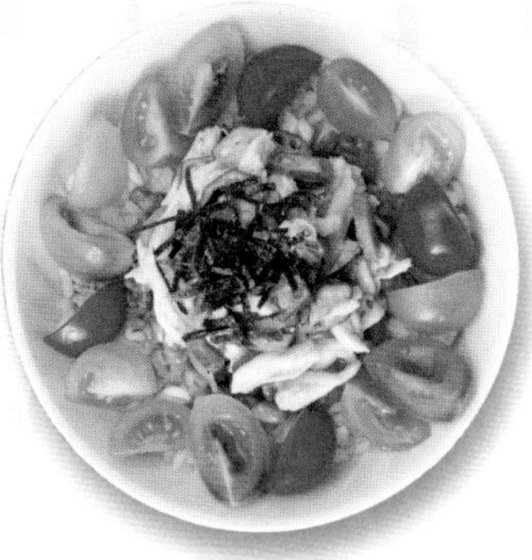

慈恵医大が考えた栄養補給！

ネバネバは健康のモト

オクラのネバネバの素は水溶性食物繊維であるペクチンで、食べ物の消化吸収を遅らせ、血糖値の上昇を抑制。納豆のネバネバはナットウキナーゼによるもので、血液循環を改善して代謝を促進してくれます。

材料

・鶏ささみ… 50g（1本）
・オクラ… 60g（2本）
・プチトマト…40g（4個）
・納豆…25g（1/2パック）
・刻みのり…1g
・酒……15g（大さじ１）
・ごまだれ（市販）…15g（大さじ１）

作り方

1. ささみに酒をもみ込んでから茹で、あら熱がとれたら細く裂く。オクラは生のまま小口切りにする。
2. ささみとオクラをごまだれで和える。
3. 器に麦ごはんを盛り、❷と納豆をのせる。
4. くし切りしたプチトマトを飾り、刻みのりをかける。

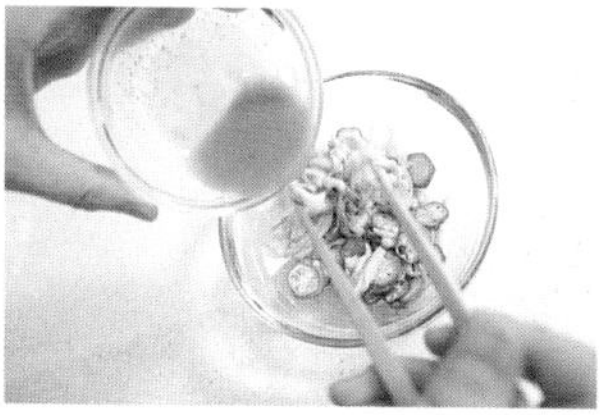

やせ麦丼
17

シンプルだけど完全栄養レシピ

目玉焼き丼（じゃこごはん）

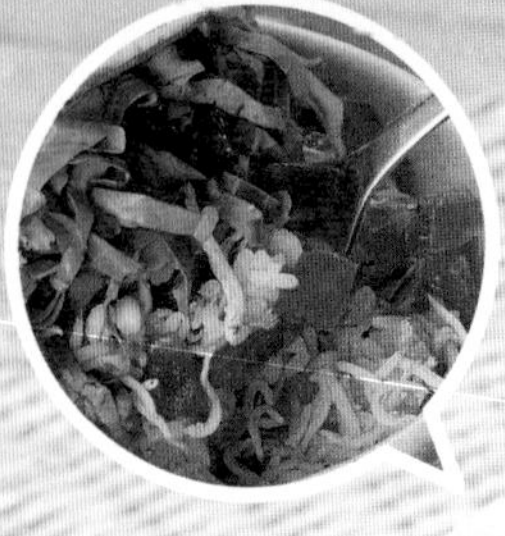

慈恵医大が考えた
栄養補給！

トマトでビタミンCを補う

トマトでビタミンC、ケールと麦ごはんで食物繊維をカバーして栄養満点に。また近年、トマトには脂肪を燃焼させる成分・13-oxo-ODAが多く含まれていることがわかり、注目されています。

栄養Data

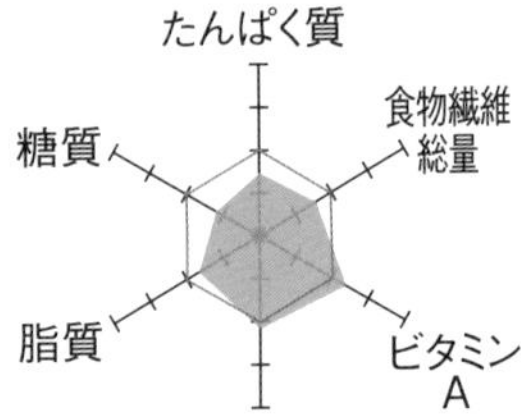

カロリー
466kcal

塩分
2.0g

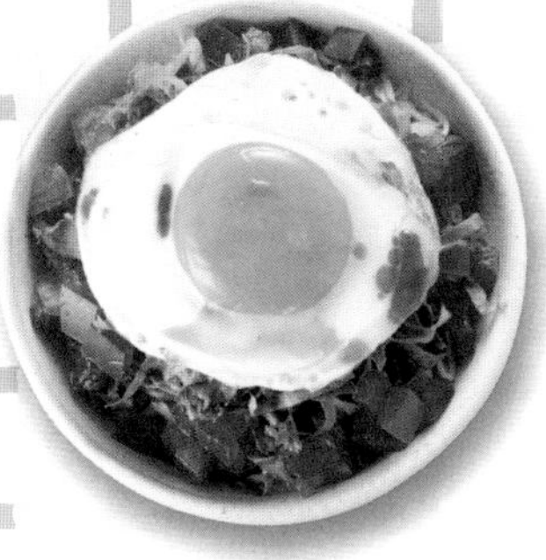

慈恵医大が考えた
やせポイント！

卵は頼りになる美容食材

食物繊維とビタミンＣ以外の必要な栄養素をすべて含み、"完全栄養食品"といわれる卵。代謝を促進するレシチンも含み、美肌をキープする役割も。卵は身近な美容食材です。

材料

・卵…1個
・ケール…30g
・トマト…50g
・焼きのり…3g
・サラダ油……4g（小さじ１）
・オリーブオイル…5g（小さじ1）
・しょうゆ…適量

作り方

1 フライパンに油を入れて熱し、卵を割り入れて半熟の目玉焼きを作る。

2 ケールは千切り、トマトはさいの目に切る。

3 器にじゃこごはん（※）を盛り、のりとケールをしき、トマト、目玉焼きをのせる。オリーブオイルをかけ、最後にしょうゆを好みでかける。
※麦ごはん150gに対し、20gのしらす干しを入れてよく混ぜる。

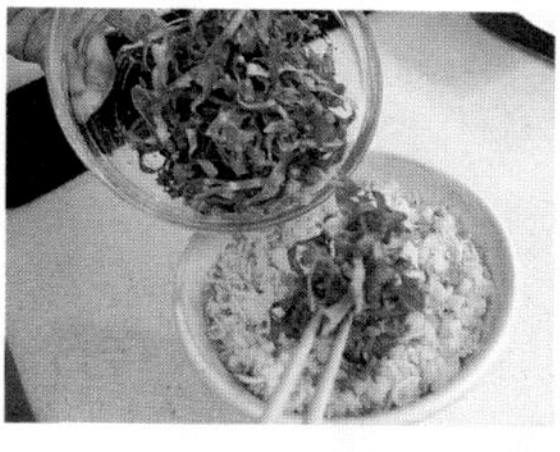

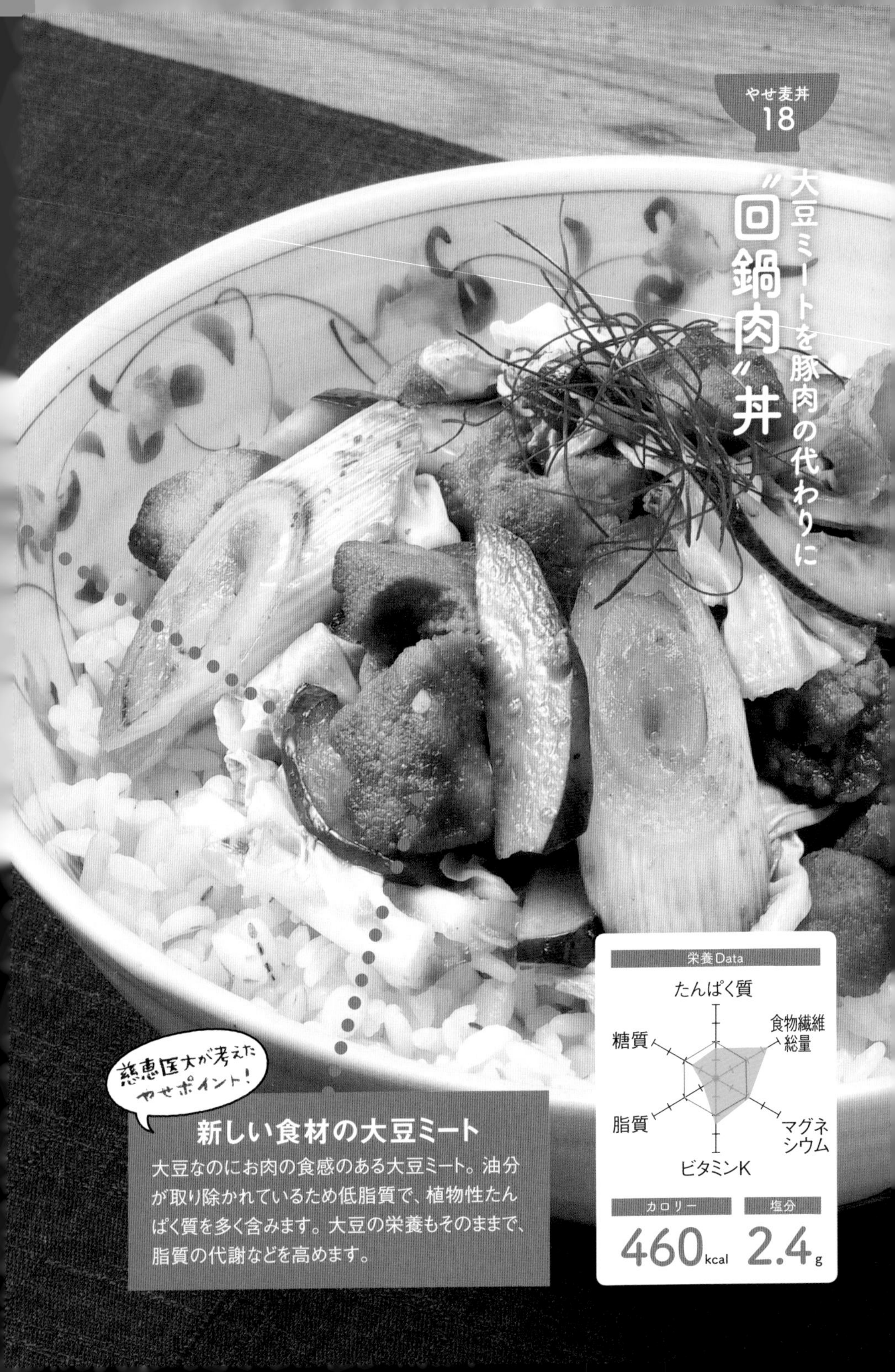

やせ麦丼
18

大豆ミートを豚肉の代わりに “回鍋肉”丼

慈恵医大が考えた
やせポイント!

新しい食材の大豆ミート

大豆なのにお肉の食感のある大豆ミート。油分が取り除かれているため低脂質で、植物性たんぱく質を多く含みます。大豆の栄養もそのままで、脂質の代謝などを高めます。

栄養Data

たんぱく質
食物繊維総量
マグネシウム
ビタミンK
脂質
糖質

カロリー 460kcal

塩分 2.4g

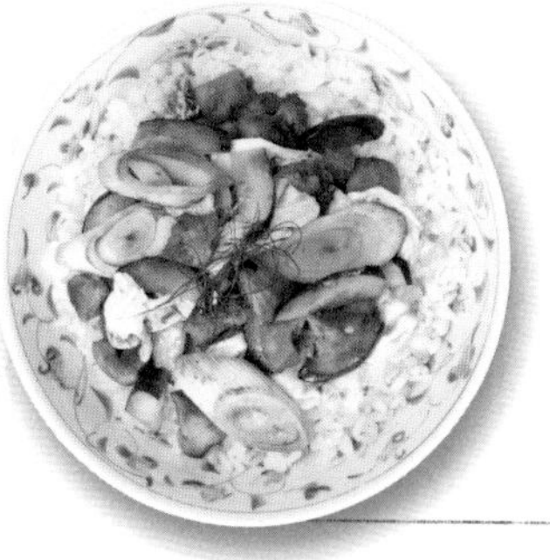

慈恵医大が考えた
やせポイント!

きゅうりで脂肪分解

“もっとも栄養価が少ない野菜”といわれるきゅうりですが、脂肪の分解を助けるホスホリパーゼという酵素が含まれています。シャキシャキ感でさっぱりした後味を演出。

材料

・大豆ミート（乾燥ブロック）…30g
・キャベツ…50g
・きゅうり…20g
・ねぎ…30g
・焼肉のたれ（市販）…24g（小さじ4）
・サラダ油…5g（小さじ1）
・糸とうがらし…適量

作り方

1. 大豆ミートは湯で戻しておく。
2. キャベツはざく切り、ねぎは斜め切りにしておく。
3. フライパンに油を入れ、大豆ミートを炒め、斜め薄切りにしたきゅうり、キャベツ、ねぎを加えて炒め合わせ、焼肉のたれで味つけする。

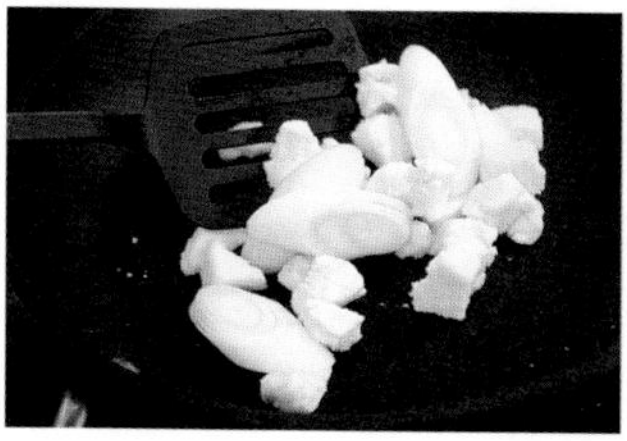

4. 器に麦ごはんを盛り、❸をのせ、糸とうがらしを加える。

やせ麦丼
19

カリフラワー米を使ったヘルシー食

カリフラワーごはんのドリア

慈恵医大が考えた
栄養補給！

玉ねぎの辛みは栄養の素

玉ねぎの独特なにおいや辛みの成分である硫化アリルは、新陳代謝を促進します。また、ポリフェノールの一種であるケルセチンの働きで、脂肪の吸収も抑制してくれます。

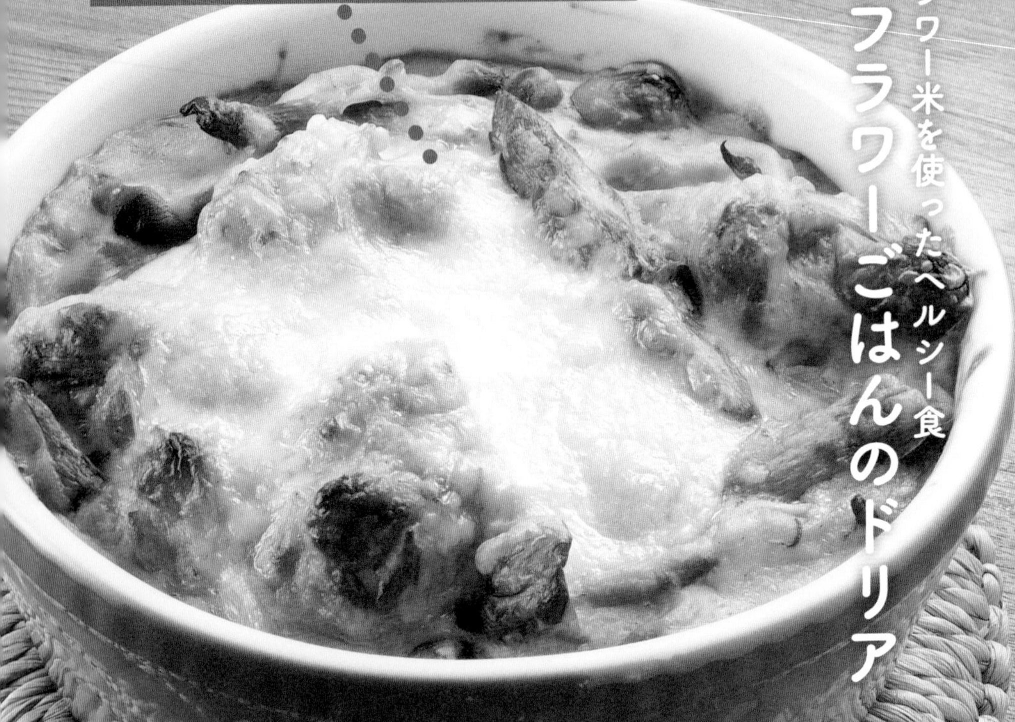

慈恵医大が考えた
やせポイント！

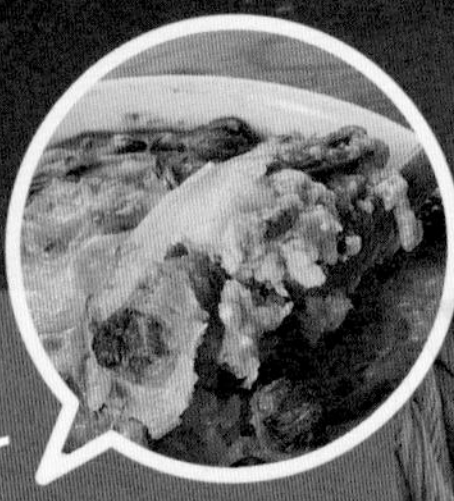

麦ごはんに カリフラワーを混ぜて

カリフラワーを細かく刻めばごはんと食感が似ていて、その代わりにすることができます。市販品もあり、低糖質・低カロリーで、ひそかな人気食材。新陳代謝を高めるビタミンB群や、食物繊維などの栄養はそのままです。

栄養Data

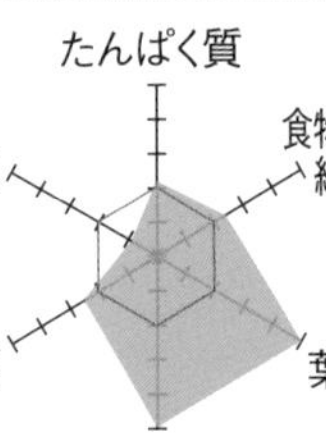

カロリー	塩分
511 kcal	2.5 g

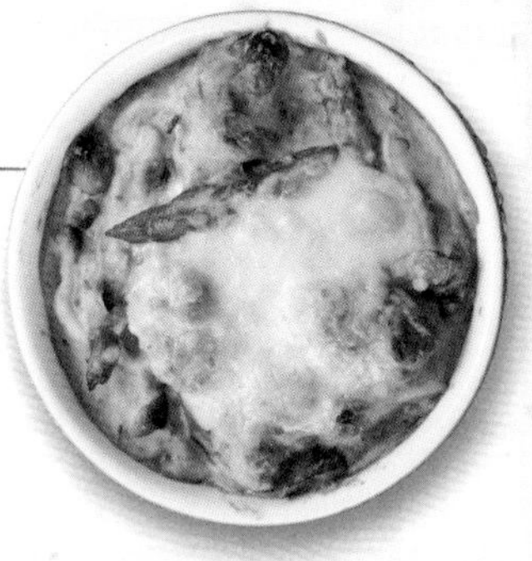

材料

・鶏もも肉…50g
・玉ねぎ…30g
・しめじ…20g
・アスパラガス…1本（25g）
・豆乳…200g
・小麦粉…15g（大さじ1と1/2）
・バター…12g（大さじ1）
・塩…適量
・コショウ…適量
・コンソメ…3g（小さじ1）
・ピザ用チーズ…20g
・カリフラワー米（市販）…110g

作り方

1. 鶏肉は一口大、玉ねぎは粗みじん切り、しめじはほぐしておく。アスパラガスは斜め切りにする。

2. フライパンにバターを入れ鶏肉を炒め、焦げ目がついてきたら玉ねぎ、しめじ、アスパラガスを入れて炒め、塩、コショウをする。

3. 続けて小麦粉を入れ、冷たい豆乳を入れる。だまにならないように注意。

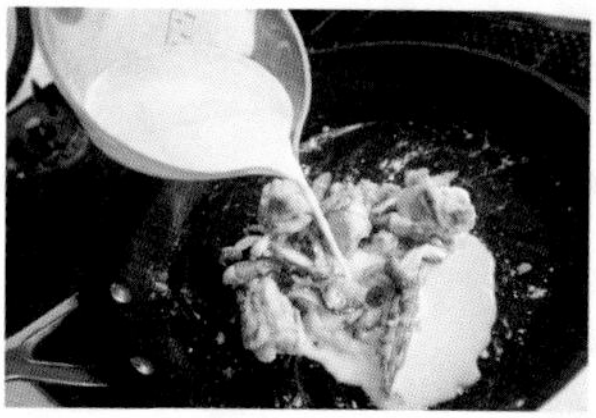

4. とろみがついたらコンソメを入れ、塩、コショウで味を調える。

5. 耐熱の器にカリフラワー米を合わせた麦ごはん（※）を盛り、❹を入れ、その上にピザ用チーズをのせ、オーブンで10分弱（200～230℃）焼く。
※カリフラワー米110gに対して茹で大麦（26ページ）40gの割合

やせ麦丼
20

病院でも大人気の健康食

「慈恵」定番カレー丼

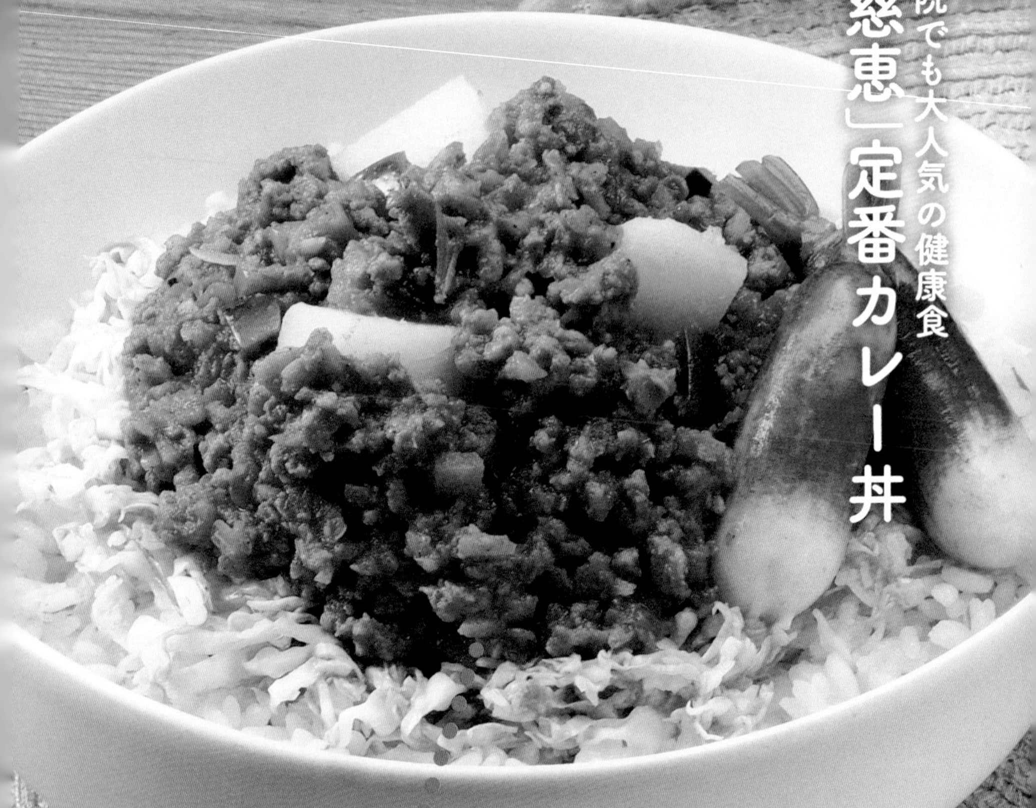

慈恵医大が考えた
やせポイント！

スパイスで代謝を高める

慈恵医大病院の病院食でも供されている定番カレー。クミンに含まれる植物ステロールやリモネンには、コレステロールの吸収を抑える作用があります。また、スパイスには代謝を高める働きもあり、脂肪を燃焼させせます。

栄養Data

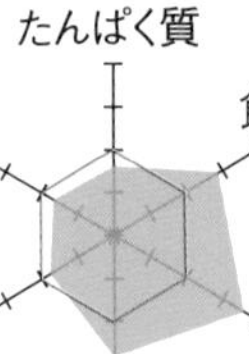

カロリー	塩分
590kcal	2.4g

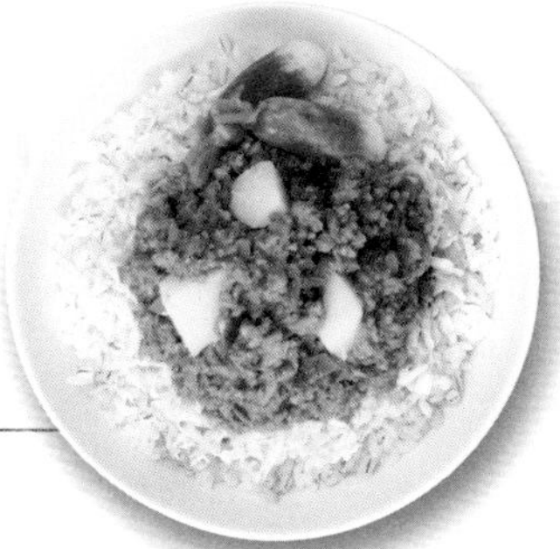

材料

- 豚ひき肉…80g
- トマト缶（ホール）…40g
- じゃがいも…50g
- A
  - にんじん…25g
  - 玉ねぎ…75g
  - セロリ…2g
  - なす…50g
  - しょうが…1g
  - にんにく…1g
- ローリエ…1/4枚
- 砂糖…3g
- 塩…少々
- 市販のカレールーでも可
  - ＊カレー粉…6g
  - ＊バジル…0.5g
  - ＊オレガノ…少々
  - ＊白コショウ…少々
  - ・クミン…少々
- オリーブオイル…5g（小さじ1）
- 水…50g（野菜の総量により調整）
- 酢キャベツ（72ページ）…50g
- 紅大根漬け…適量

作り方

1. Aの野菜はすべてみじん切りにする。じゃがいもは蒸してから1.5㎝角に切る（茹でてもOK）。
2. 鍋にオリーブオイルを入れ、しょうが、にんにくを炒める。にんじん、玉ねぎ、じゃがいも、セロリ、なすを加えてしっかり炒める。
3. トマト缶を汁ごと加えてローリエを入れ、トマトを崩すように炒める（多少形が残ってもOK）。
4. ❸を鍋に入れて加熱し、豚ひき肉を加えてほぐすようにしっかり炒める。水を加える。
5. あらかじめ合わせておいた＊のスパイス（カレールー）を加えてよく混ぜ、約15〜20分煮込む。
6. カラメルにした砂糖を加える。高温で飛び散りやすいため、少量ずつ注意して入れる。分量を調整しながら塩で味を調える。
7. 器に麦ごはんを盛り、酢キャベツをのせ、その上にカレーをのせ、紅大根漬けを添える。

「やせ麦丼」の付け合わせに❶

丼ものの具材にプラスしてもOK

万能酢キャベツ

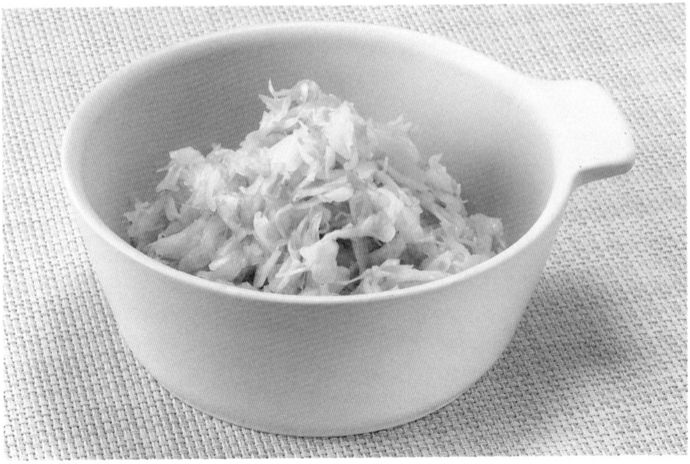

材料

キャベツ…300g
酢…100g
塩…2g（小さじ1/2）

作り方

1. キャベツは芯を切り落とし、千切りにする。
2. 保存用袋に❶と塩を入れ、よくもみ込む。
3. 水分が出て、しんなりしてきたら、酢を入れて全体に味が馴染むようにもみ込む。
4. 空気を抜いて、冷蔵庫で１時間～半日ほど置く。
5. お皿に盛り付けたらできあがり。

※塩加減、酢に漬ける時間はお好みで調整する。

プラス一品のポイント

食物繊維をプラスしたいときには、この酢キャベツを小鉢にしたり、やせ麦丼にそのまま追加するのもおすすめです。酢には酢酸、クエン酸、アミノ酸が豊富に含まれています。酢酸は脂肪の蓄積を抑え、クエン酸は脂肪を効率よくエネルギーに変える働きがあります。また、アミノ酸はおなかの働きをよくする消化酵素リパーゼを活性化してくれます。

3章

いつもの〝おかず〟も「やせ麦丼」に変身

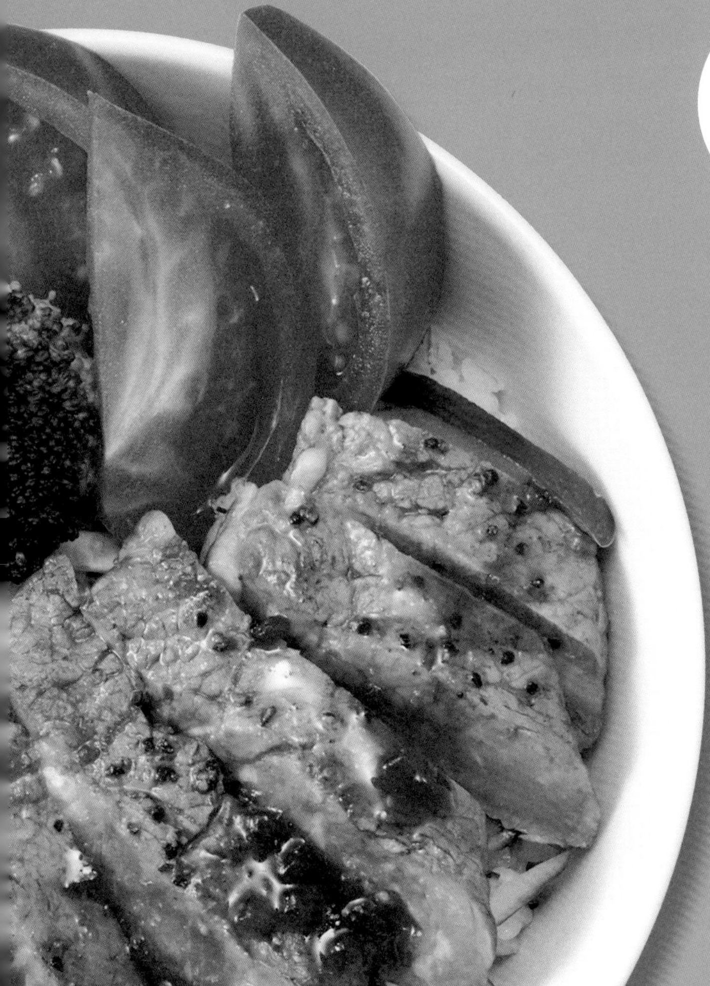

やせ麦丼
21

親子丼を栄養的に進化
焼き鳥卵とじ丼

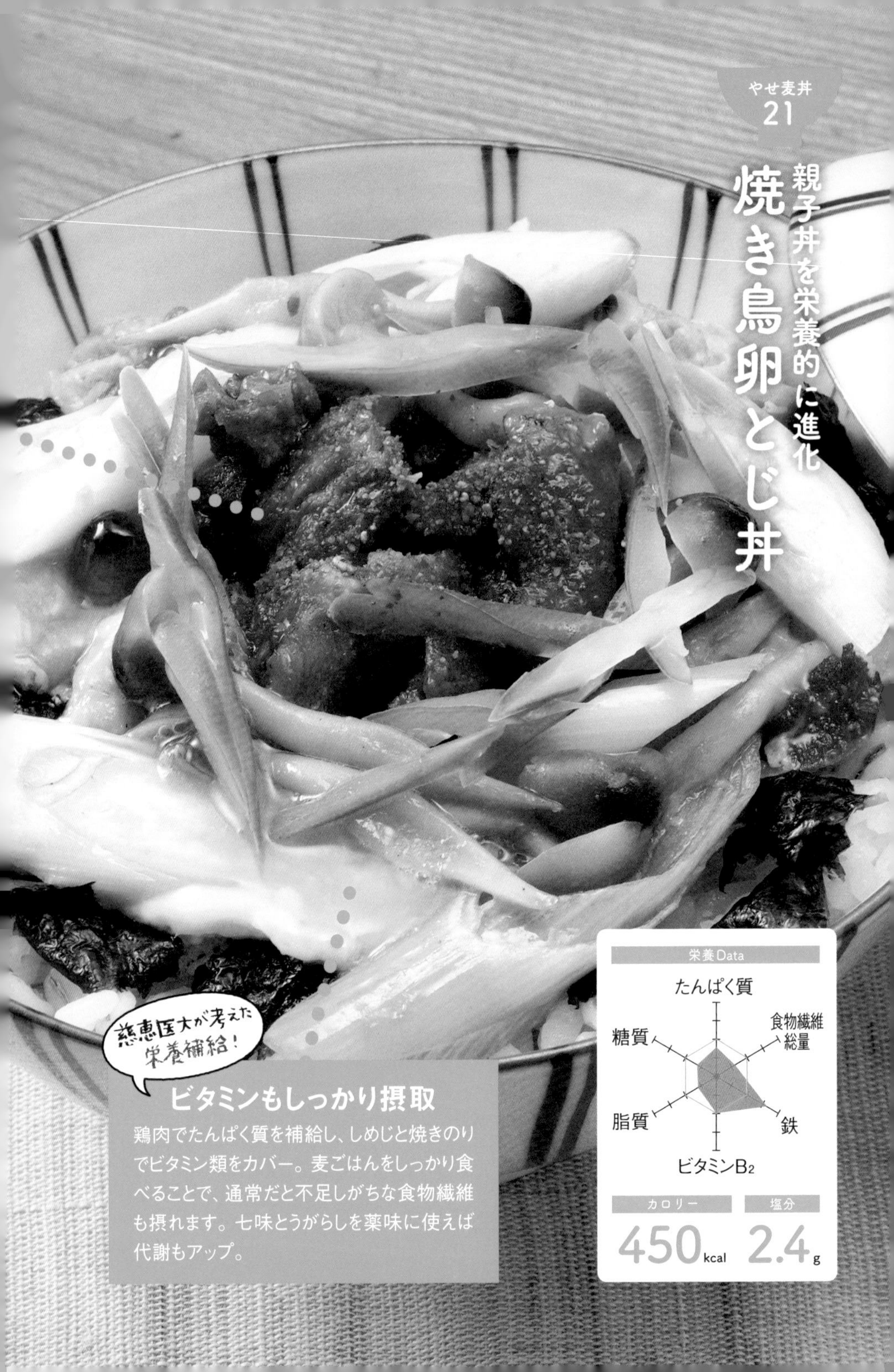

慈恵医大が考えた
栄養補給！

ビタミンもしっかり摂取

鶏肉でたんぱく質を補給し、しめじと焼きのりでビタミン類をカバー。麦ごはんをしっかり食べることで、通常だと不足しがちな食物繊維も摂れます。七味とうがらしを薬味に使えば代謝もアップ。

栄養Data

たんぱく質
食物繊維総量
鉄
ビタミンB_2
脂質
糖質

カロリー	塩分
450kcal	2.4g

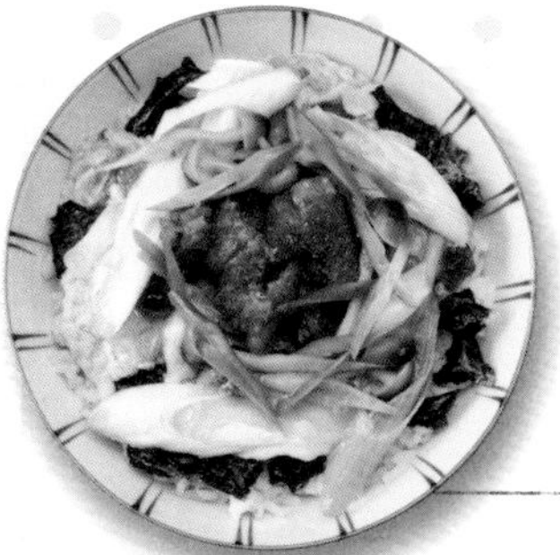

慈恵医大が考えた
やせポイント！

鶏の脂を
さらにカット

焼き鳥を使うことでカロリーをさらに落とすことができ、通常の親子丼とも違った味わいに。缶詰でも栄養価はキープできるので作るのも簡単です。

材料

・焼き鳥缶…60g（1缶）
・ねぎ…20g
・しめじ…10g
・いんげん…5g
・卵…1個
＊しょうゆ…6g（大さじ1/2）
＊砂糖…3g（小さじ1/2）
・水…100g
・焼きのり…1枚

作り方

1. ねぎは斜め切り、しめじはほぐし、いんげんは茹でるか電子レンジで加熱して細切りにする。

2. フライパンに焼き鳥缶の肉と＊の調味料と水を入れてひと煮立ちさせ、ねぎとしめじを加え中火にする。

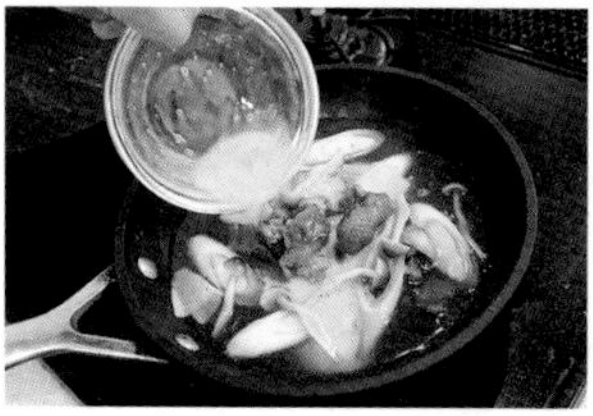

3. 火が通ったら、溶き卵を回し入れ、蓋をする（卵の固さはお好みで）。

4. 器に麦ごはんを盛り、ちぎったのりをしき、❸をのせ、いんげんを散らす。七味とうがらし（分量外）はお好みで。

やせ麦丼 22

長いもとピーマンがゴロゴロ 鶏照り焼き丼

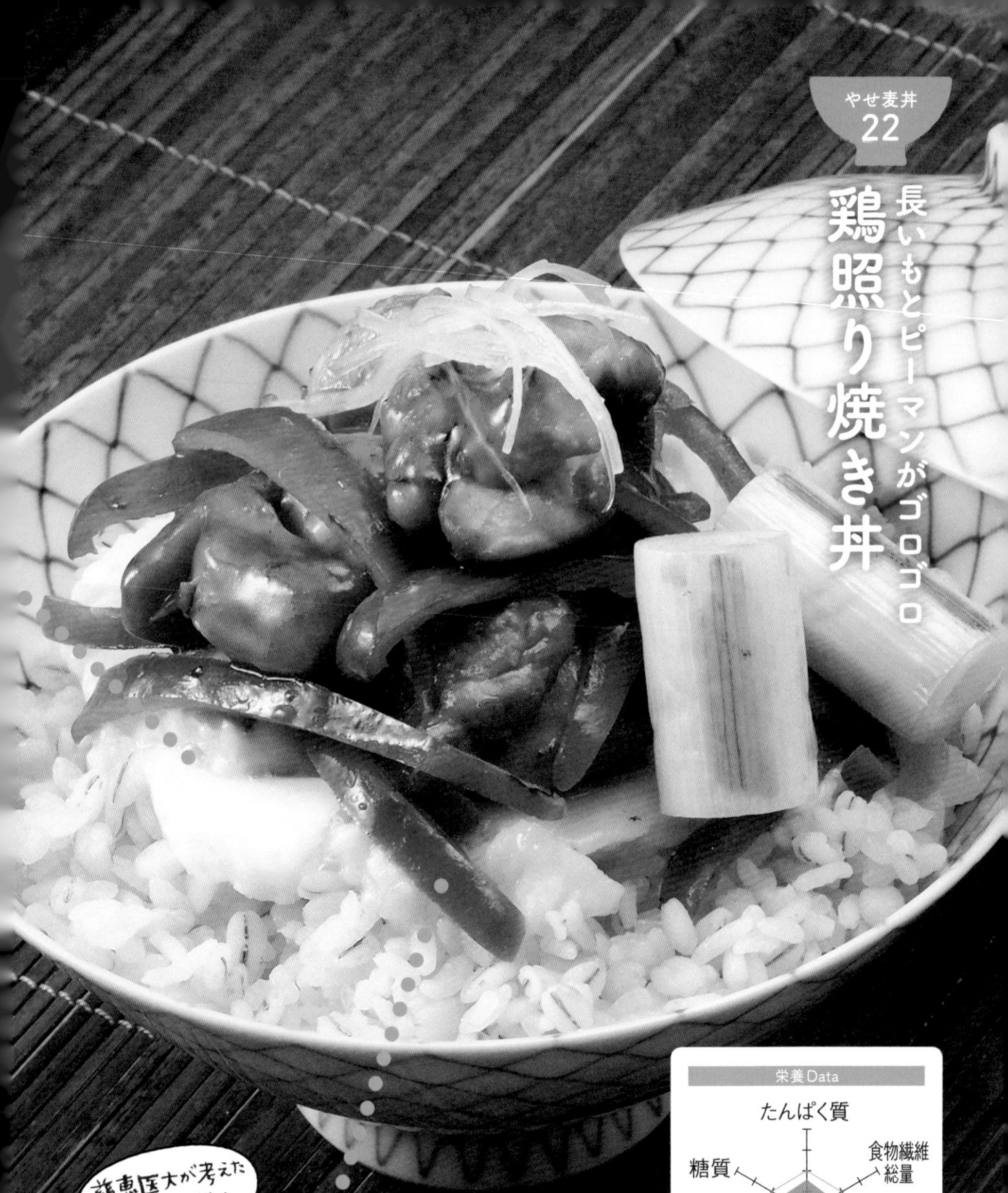

慈恵医大が考えた栄養補給!

ピーマンにもカプサイシンが

カプサイシンはとうがらしの辛み成分として知られていますが、同じ仲間であるピーマンにも含まれています。辛みはほとんどありませんが、脂肪燃焼効果や代謝アップの働きは変わりありません。

栄養Data

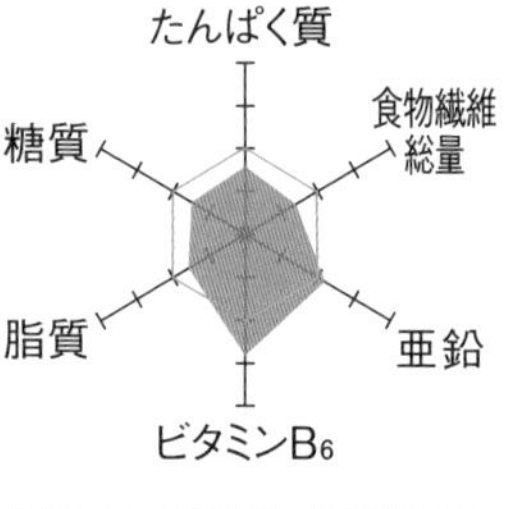

カロリー	塩分
539kcal	1.9g

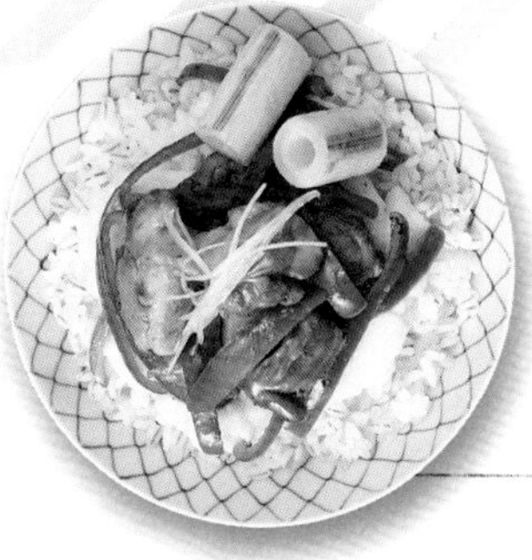

慈恵医大が考えた
やせポイント！

長いもの アルギニンで 脂肪燃焼

長いもに含まれるアミノ酸の一種のアルギニンは、脂肪燃焼を促す効果があります。苦みの成分であるクエルシトリンは脂肪の吸収を抑制し、食物繊維もたっぷりと含まれています。

材料

・鶏もも肉…100g
・焼き鳥のたれ（市販）…30g（大さじ2）
・ピーマン…30g
・ねぎ…30g
・長いも…30g
＊酢…5g（小さじ1）
＊みりん…6g（小さじ1）
・白髪ねぎ…10g

作り方

1 鶏肉は一口大、ピーマンは縦細切り、ねぎは3㎝長さに切る。

2 長いもは粗く砕いて、＊の調味料を加える。

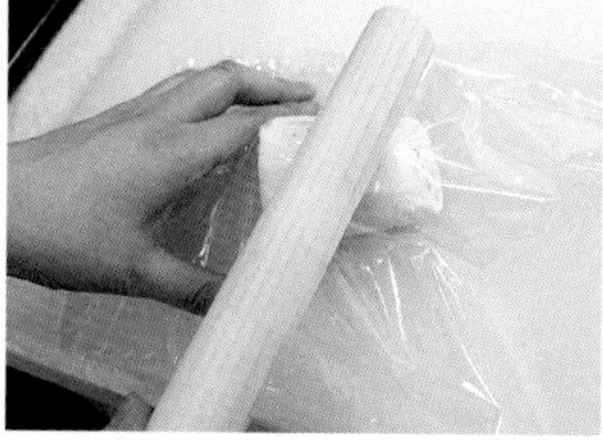

3 フライパンに鶏肉を入れ、ある程度火を通す。ピーマン、ねぎを加え、さらに焼く。焼き鳥のたれを加え、照りをつける。

4 器に麦ごはんを盛り、②をしき詰める。その上に③をのせて、最後に白髪ねぎを飾る。

やせ麦丼
23

ポン酢を含んだレタスがおいしい

ポン酢のさっぱり豚丼

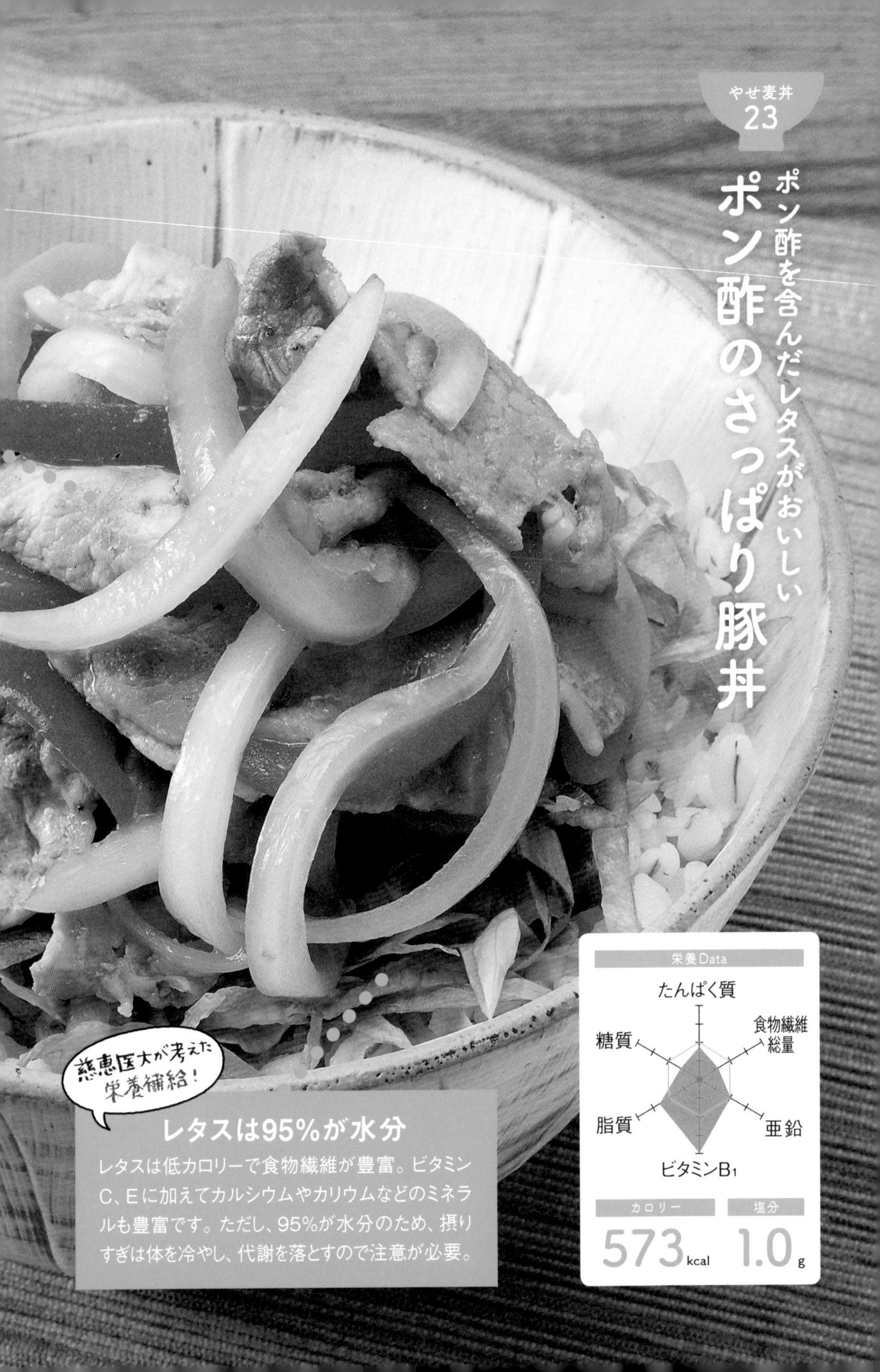

慈恵医大が考えた栄養補給！

レタスは95%が水分

レタスは低カロリーで食物繊維が豊富。ビタミンC、Eに加えてカルシウムやカリウムなどのミネラルも豊富です。ただし、95%が水分のため、摂りすぎは体を冷やし、代謝を落とすので注意が必要。

栄養Data

たんぱく質
食物繊維総量
亜鉛
ビタミンB1
脂質
糖質

カロリー 573kcal

塩分 1.0g

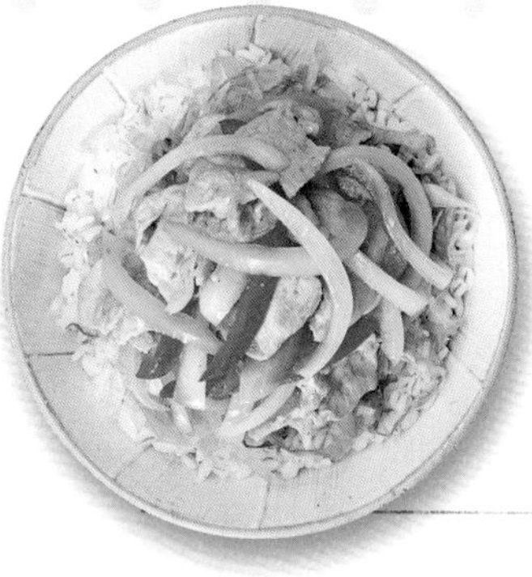

慈恵医大が考えたやせポイント!

ナイアシンが全方位の代謝アップ

豚肉の部位のなかでもロース肉は高たんぱくかつ低カロリー。ダイエット食材におすすめです。水溶性ビタミンのナイアシンが糖質、脂質、たんぱく質の代謝を助けてくれます。

材料

- 豚ロース肉…100g
- 玉ねぎ…30g
- パプリカ…40g
- レタス…30g
- ポン酢（市販）…15g（大さじ1）
- サラダ油…4g（小さじ1）

作り方

1. 豚肉は一口大、玉ねぎ、パプリカは5㎜幅に切る。レタスは3㎜幅の千切りにし、水に浸けておく。
2. フライパンに油を入れ、豚肉を焼く。火が通ったら、玉ねぎ、パプリカを加えて炒める。
3. 全体に火が通ったら、ポン酢を回し入れて混ぜ合わせる。

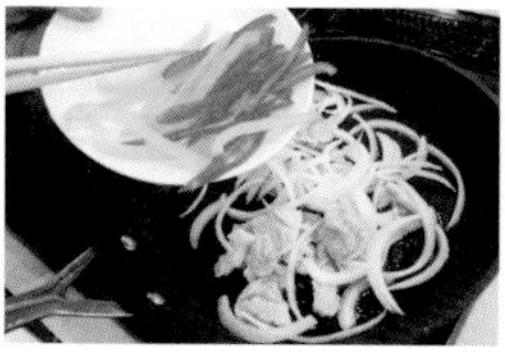

4. 器に麦ごはんを盛り、レタスをしき、その上に③をのせる。

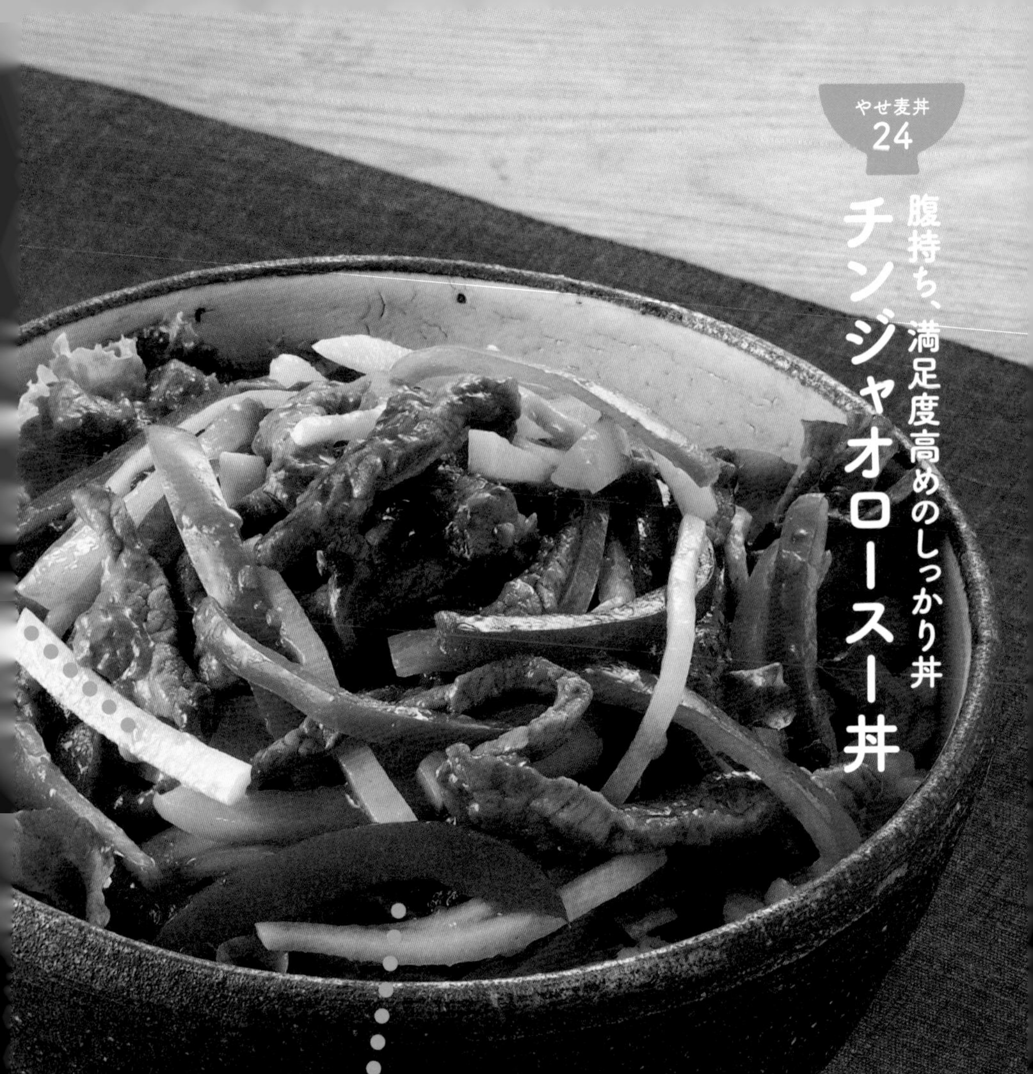

やせ麦丼
24

腹持ち、満足度高めのしっかり丼

チンジャオロースー丼

慈恵医大が考えた
栄養補給！

片栗粉のとろみが満足度をUP！

片栗粉の独特のとろみが、食事の腹持ちをよくして満足度を上げてくれる効果があります。食事に満足すると間食も減るはず。

栄養Data

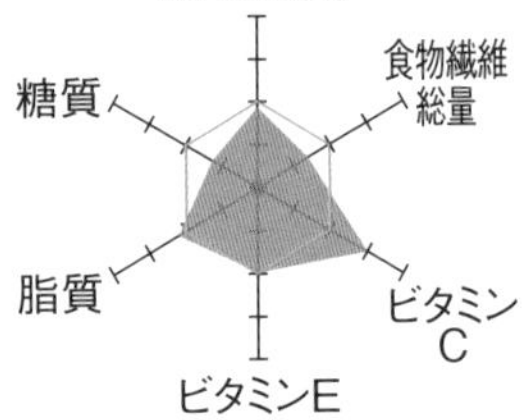

カロリー	塩分
592kcal	2.2g

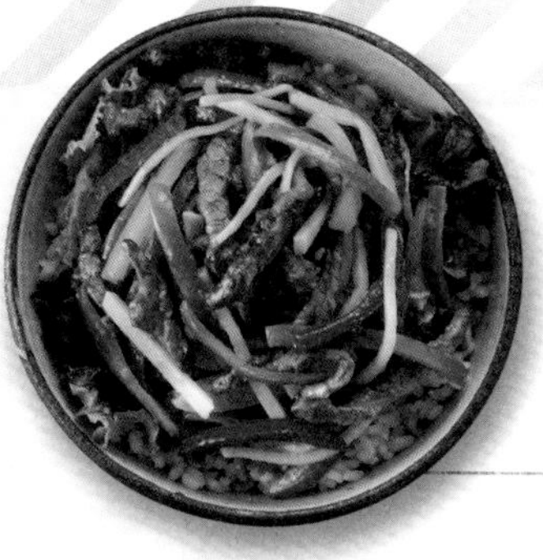

慈恵医大が考えた
やせポイント!

たけのこで満腹感を得る

たけのこは不溶性食物繊維が豊富に含まれ、おなかの中で膨張して満腹感が得られる食材です。また、アミノ酸のひとつのアスパラギン酸がむくみを解消してくれます。

材料

・牛肉（千切り）…100g
・片栗粉…5g（小さじ2）
＊しょうゆ…6g（小さじ1）
＊紹興酒…4g（小さじ1）
・ピーマン…15g
・パプリカ…20g
・たけのこの水煮（千切り）…40g
・プリーツレタス…10g
・チンジャオロースーのたれ（市販）…15g（大さじ1）
・ごま油…2g（小さじ1/2）

作り方

1. たけのこの水煮はざるで水気を切る。パプリカは種とワタを取り除き、千切りにする。ピーマンはヘタを取り、種、ワタは残して千切りにする。

2. 牛肉は、＊の調味料で下味をつけて片栗粉をまぶす。

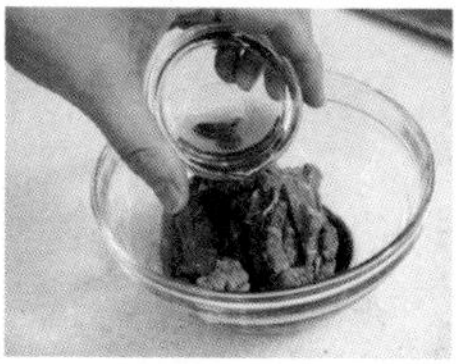

3. フライパンにごま油をひき、❶と❷を入れて炒め、チンジャオロースーのたれを加えて味を調える。

4. 器に麦ごはんを盛り、プリーツレタスをしき、❸をのせる。

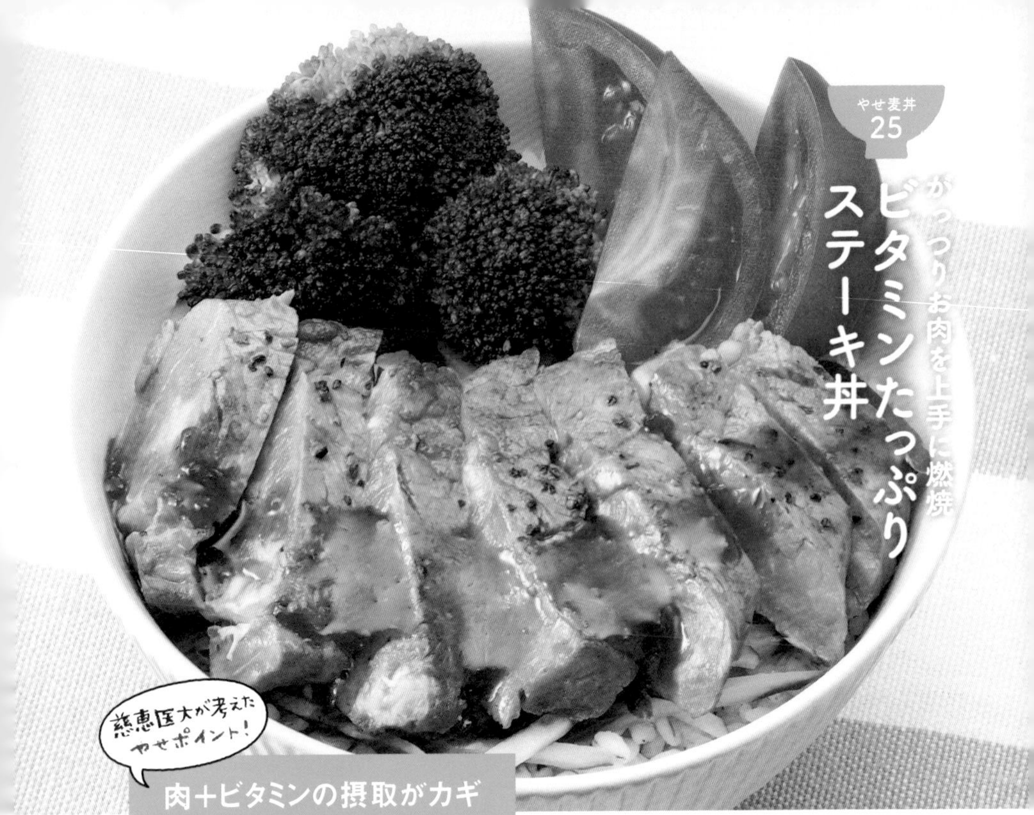

やせ麦丼 25

がっつりお肉を上手に燃焼

ビタミンたっぷりステーキ丼

慈恵医大が考えたやせポイント!

肉+ビタミンの摂取がカギ

牛肉を国産から輸入肉にするだけでカロリーはかなりカットできます。肉だけではなくブロッコリーやトマトに含まれるビタミン類を摂ることで、糖質を効率よく燃焼。

材料

- ・牛ステーキ用肉(輸入肉)…150g
- ・きゅうり…20g　・トマト…30g
- ・ブロッコリー…30g
- ・ステーキのたれ(市販)…15g(大さじ1)
- ・塩…0.5g　・コショウ… 少々

作り方

1. きゅうりは千切り、トマトはくし形に切る。ブロッコリーは一口大にし、電子レンジで加熱する。
2. 牛肉に塩、コショウをしてフライパンで焼き、ステーキのたれで味つけをする（焼き加減は好みでOK)。
3. ❷を食べやすい大きさに切る。
4. 器に麦ごはんを盛り、❸をのせ、❷のたれをかけて❶を添える。

栄養Data

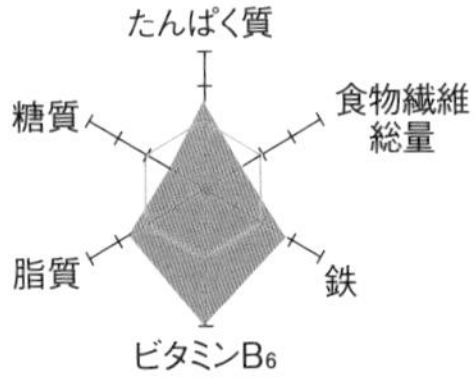

カロリー	塩分
641 kcal	1.9 g

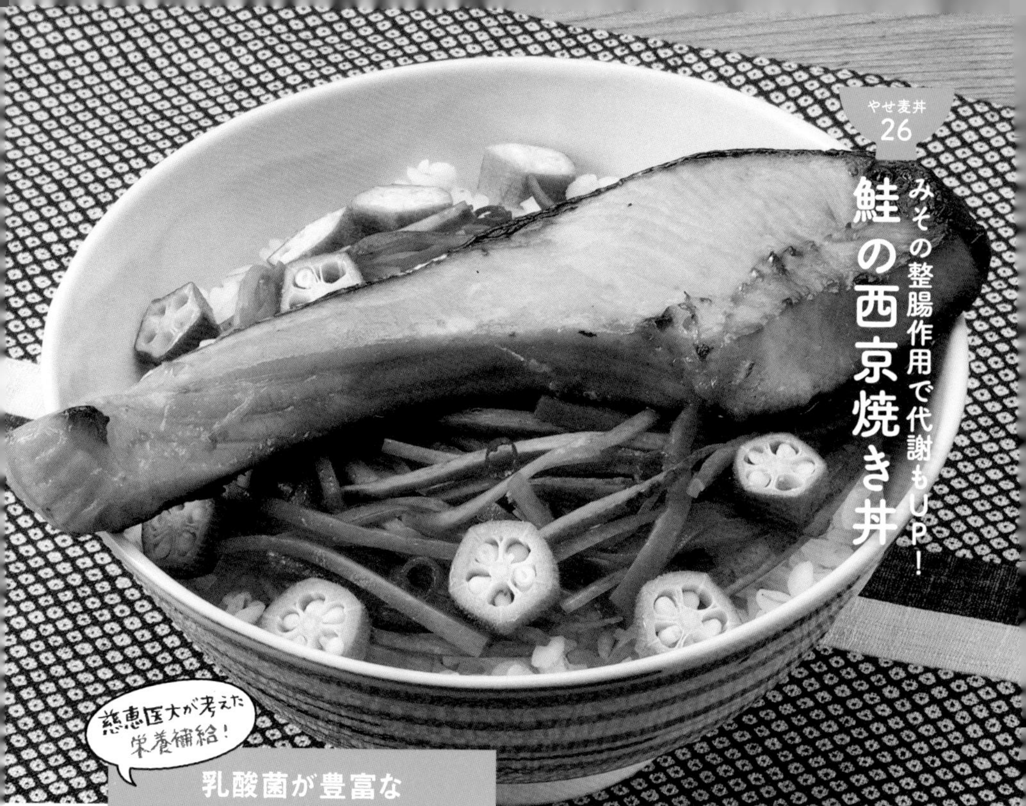

やせ麦丼 26

鮭の西京焼き丼

みその整腸作用で代謝もUP!

慈恵医大が考えた栄養補給!

乳酸菌が豊富な西京みそ

みそや納豆などの乳酸菌は植物性乳酸菌といい、整腸作用が高く、代謝能力を向上させてくれるほか、アレルギー反応も抑えてくれます。西京みそ（白みそ）はこの乳酸菌が豊富で、スプーン1杯にヨーグルト100gと同じ量の乳酸菌が含まれています。

材料

- 鮭の西京焼き（市販）…100g
- きんぴらごぼう（市販）…50g
- オクラ…30g

作り方

1. 鮭の西京焼きときんぴらごぼうは、市販の総菜を利用する。
2. オクラは生のまま板ずりをし、小口切りにする。
3. 器に麦ごはんを盛り、1と2をのせる。

栄養Data

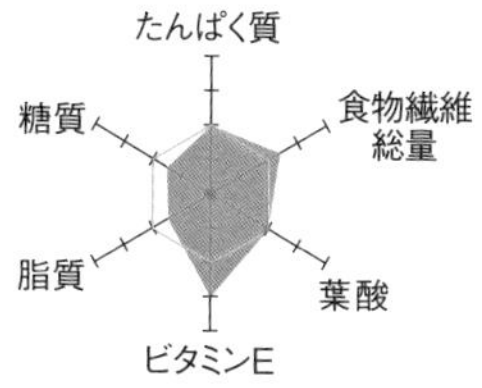

カロリー 552kcal

塩分 2.2g

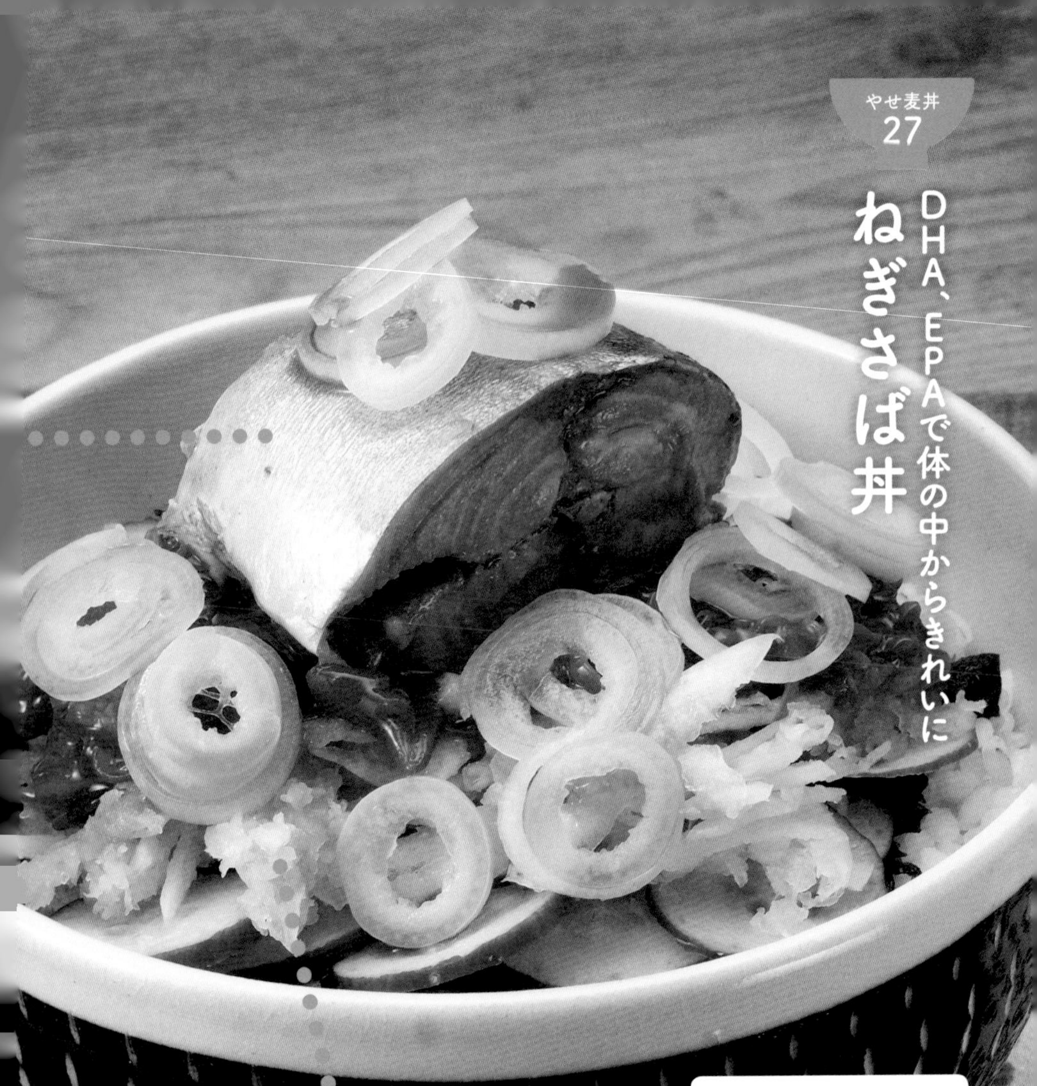

やせ麦丼
27

ねぎさば丼

DHA、EPAで体の中からきれいに

慈恵医大が考えた
栄養補給!

大根おろしのほうが栄養アップ

大根の辛み成分・イソチオシアネートは抗酸化作用があり、体の活性酸素を取り除いて代謝を高めます。この成分をしっかり働かせるには、大根おろしが最適。大根の細胞が壊れてイソチオシアネートがたくさん出ます。

栄養Data

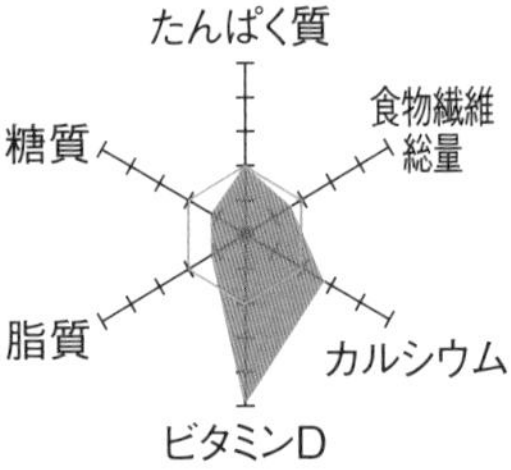

カロリー 458kcal

塩分 1.9g

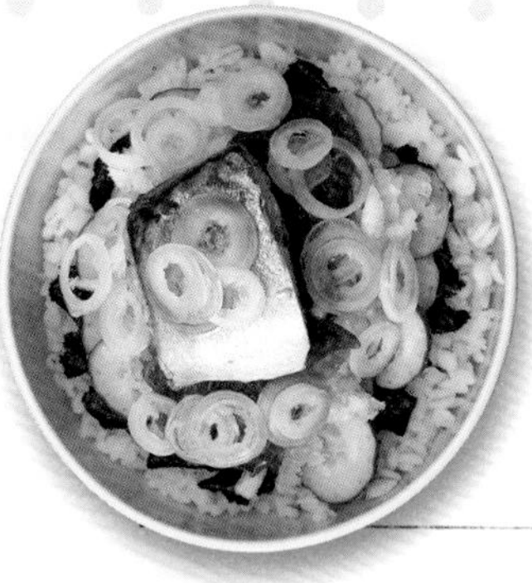

慈恵医大が考えた やせポイント!

DHA、EPAが血液をきれいに

さばなどの青魚に含まれる不飽和脂肪酸のDHAやEPAは、血液をサラサラにし、内臓脂肪を燃焼します。また、EPAは血糖値を下げたり、満腹中枢に働きかけるホルモンGL-1をサポートするため、食べすぎなども防いでくれます。

材料

- さば水煮缶…100g(1/2缶)
- めかぶ…20g(1/2パック)
- ねぎ…20g
- きゅうり…20g
- 大根…30g
- 焼きのり…3g
- しょうゆ…適量

作り方

1 さばはほぐしておく。ねぎ、きゅうりは薄い輪切り、大根は皮つきのまま鬼おろしにかけるか、大根おろしにする。

2 器に麦ごはんを盛り、ちぎったのりをしき詰め、きゅうり、大根、めかぶをのせ、さばを中央にのせる。ねぎを添えて、しょうゆはお好みで。全部を混ぜて食べる。

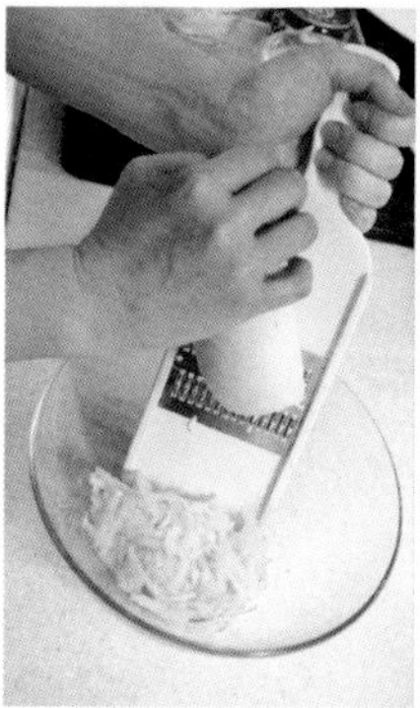

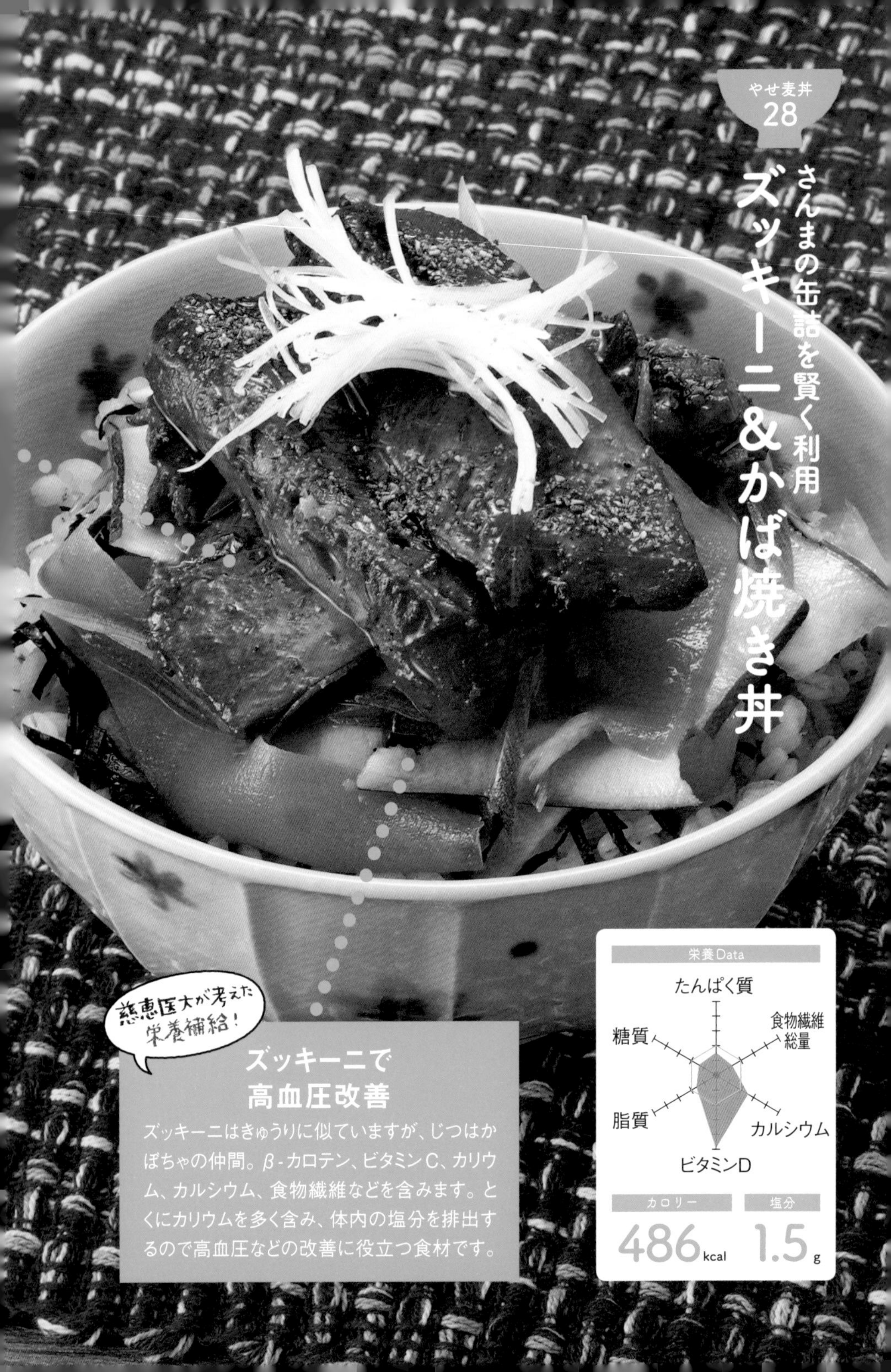

やせ麦丼
28

さんまの缶詰を賢く利用

ズッキーニ&かば焼き丼

慈恵医大が考えた
栄養補給！

ズッキーニで高血圧改善

ズッキーニはきゅうりに似ていますが、じつはかぼちゃの仲間。β-カロテン、ビタミンC、カリウム、カルシウム、食物繊維などを含みます。とくにカリウムを多く含み、体内の塩分を排出するので高血圧などの改善に役立つ食材です。

栄養Data

たんぱく質
食物繊維総量
カルシウム
ビタミンD
脂質
糖質

カロリー 486kcal

塩分 1.5g

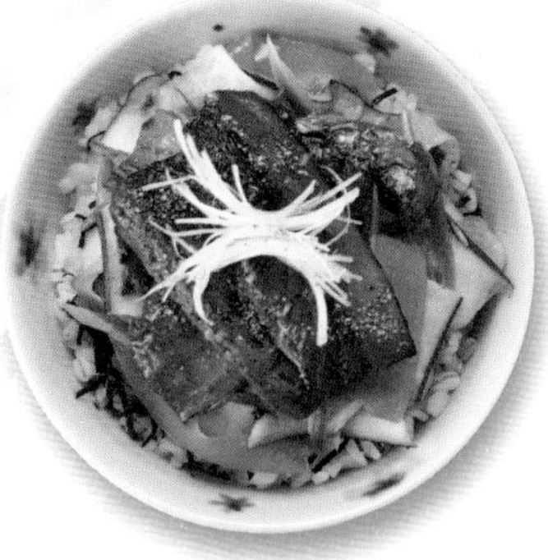

慈恵医大が考えた
やせポイント！

かば焼きのたれの量を調整

缶詰のさんまは生のさんまに比べて脂質は半分、カルシウムは16倍にもなります。ただし、かば焼きのたれが糖質を多く含んでいるため、使うたれの量を調節する必要が。半分くらいの使用を目安にして。

材料

- さんまのかば焼き缶…100g
- ズッキーニ…30g
- 大根…20g
- にんじん…10g
- みょうが…5g
- 白髪ねぎ…適量
- 刻みのり…適量

作り方

1 ズッキーニ、大根、にんじんは薄切りにし、塩（分量外）で揉んでおく。みょうがは千切りにする。

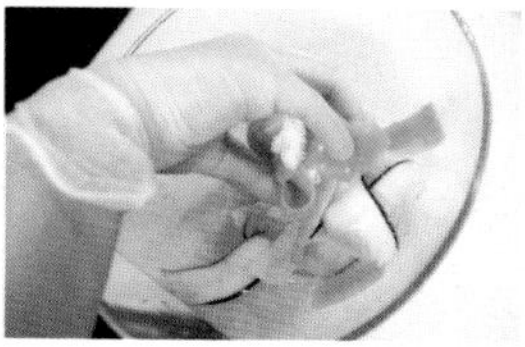

2 ❶をかば焼き缶のたれで和える。

3 器に麦ごはんを盛り、刻みのりをしき、❷をのせ、さんまを並べる。その上に白髪ねぎをのせる。

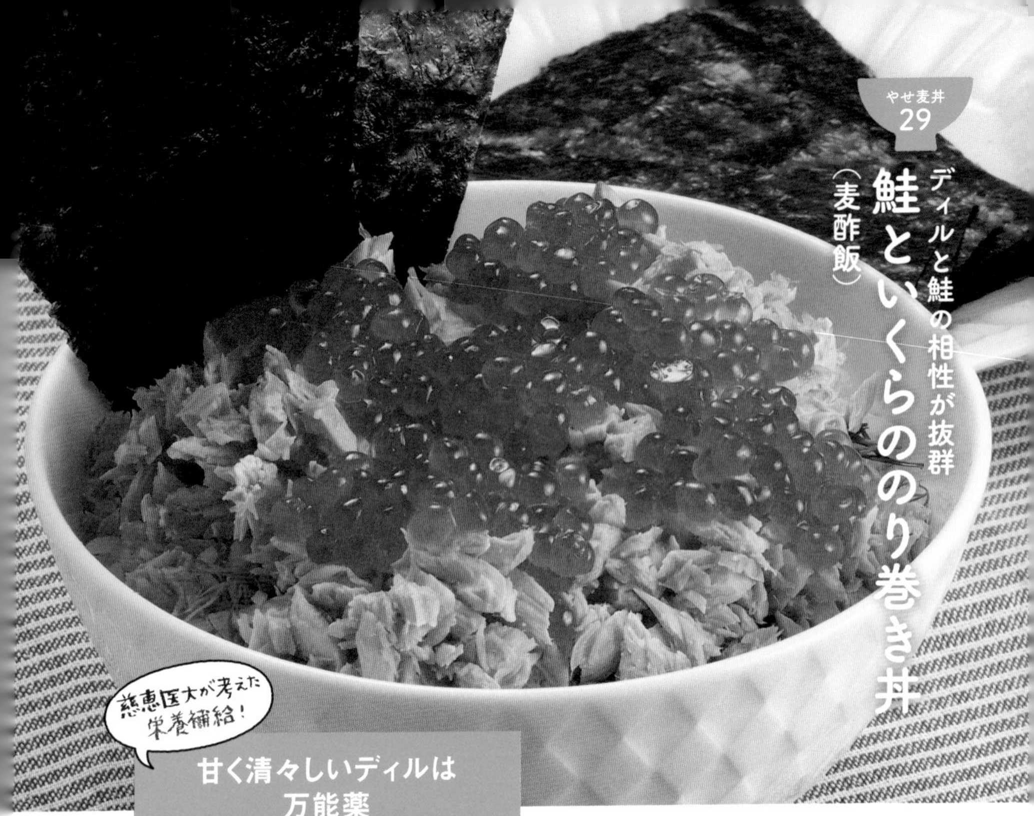

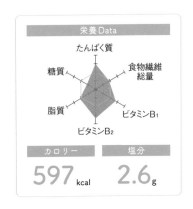

やせ麦丼
29

ディルと鮭の相性が抜群

鮭といくらののり巻き丼（麦酢飯）

慈恵医大が考えた栄養補給！

甘く清々しいディルは万能薬

ミネラルとビタミンを多く含むディルは、魚との相性がよいハーブ。不眠症の緩和、血糖値のコントロール、免疫力強化などに効果があるほか、消化を促進して便秘を改善するなど多彩な働きをします。

作り方

1. 鮭は焼いて、骨を取り除き、ほぐす。
2. 器に麦酢飯（※）を盛り、ディルをしき詰め、鮭を置き、中央にいくらをのせる。
3. のりで巻いて食べる。

※麦ごはん150gに対し、酢10g（大さじ1）、砂糖2g（大さじ1/2）、塩1g（小さじ1/2）を加え、よく混ぜる。

材料

- 生鮭…80g
- いくら…60g
- ディル…5g
- 焼きのり…9g（3枚）

栄養Data

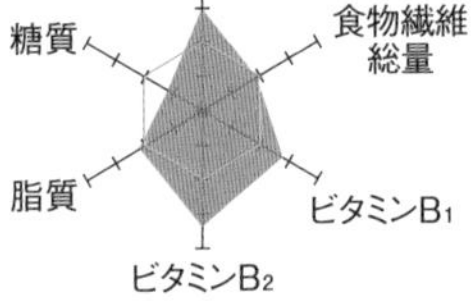

カロリー	塩分
597kcal	2.6g

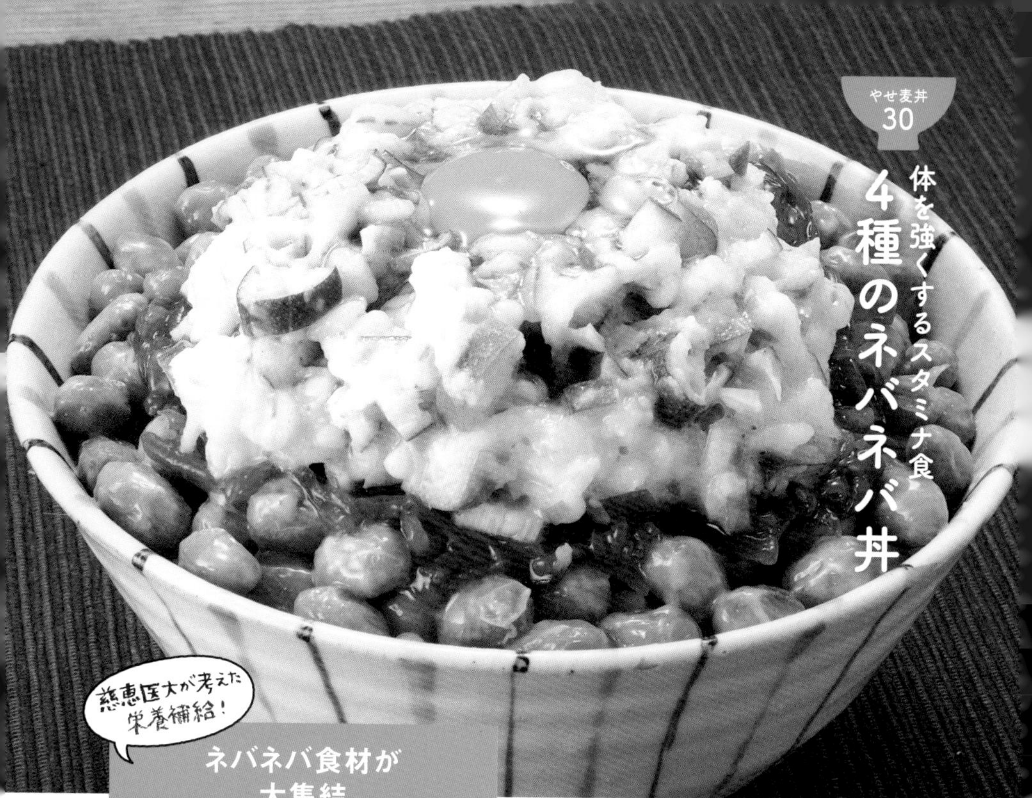

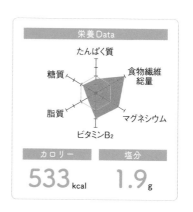

やせ麦丼
30

体を強くするスタミナ食
4種のネバネバ丼

慈恵医大が考えた
栄養補給！

ネバネバ食材が大集結

オクラ、納豆の栄養素は63ページで説明しましたが、長いも、めかぶも栄養の宝庫。長いものネバネバ成分・ムチンは腸内環境を整え、たんぱく質の消化吸収を助け、めかぶのネバネバ成分・アルギン酸は中性脂肪を低下させます。

材料

- 納豆…80g（2パック）
- とろろ…40g
- 茹で大麦…30g
- オクラ…30g
- うずらの卵…1個
- めかぶ…40g
- しょうゆ…適量

作り方

1. オクラはみじん切りにする。とろろに茹で大麦を混ぜる。
2. 器に麦ごはんを盛り、納豆、めかぶ、①をのせ、最後にうずらの卵を割り入れる。
3. お好みでしょうゆで味をつける。

栄養Data

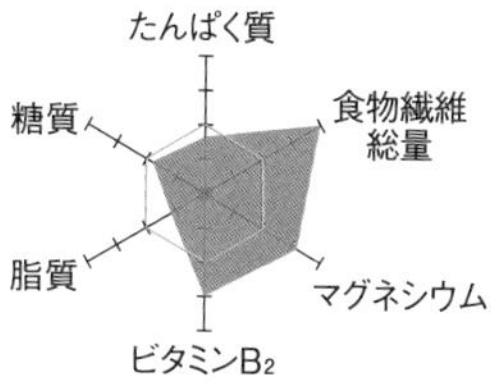

カロリー	塩分
533kcal	1.9g

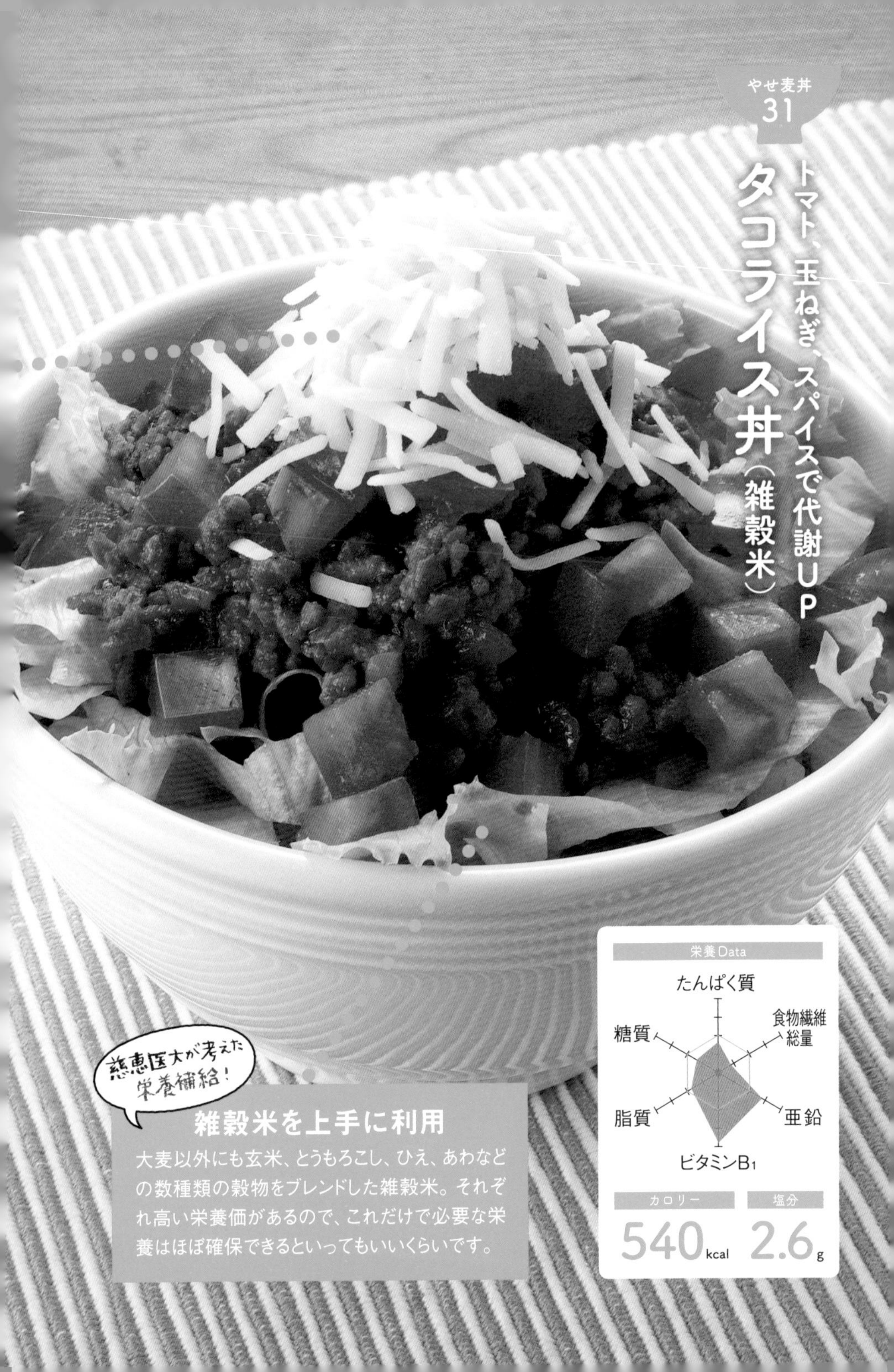

タコライス丼（雑穀米）

トマト、玉ねぎ、スパイスで代謝UP

慈恵医大が考えた栄養補給！

雑穀米を上手に利用

大麦以外にも玄米、とうもろこし、ひえ、あわなどの数種類の穀物をブレンドした雑穀米。それぞれ高い栄養価があるので、これだけで必要な栄養はほぼ確保できるといってもいいくらいです。

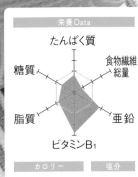

栄養Data

たんぱく質
食物繊維総量
亜鉛
ビタミンB_1
脂質
糖質

カロリー
540kcal

塩分
2.6g

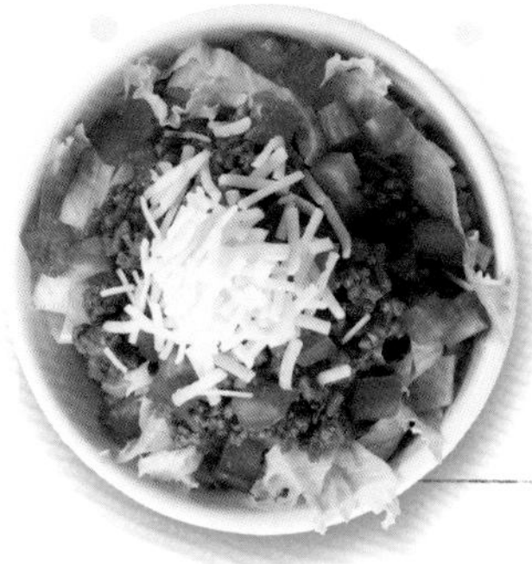

慈恵医大が考えたやせポイント！

適量のチーズはダイエットの味方

チーズの脂質成分は短鎖脂肪酸といって、エネルギーとして燃焼されやすいため体に吸収されにくい脂肪です。また、ビタミンB_2を含み、脂肪の代謝を促進する働きもあります。

材料

・豚ひき肉…80g
・玉ねぎ…40g
・トマト…20g
・レタス…30g
・シュレッドチーズ…10g
・塩… 適量
・コショウ… 適量
＊ケチャップ…18g（大さじ1）
＊ソース…9g（大さじ1/2）
＊焼肉のたれ（市販）…9g（大さじ1/2）
＊カレー粉… 少々
＊チリペッパー… 少々

作り方

1 玉ねぎはみじん切り、トマトはざく切り、レタスは1cm幅の細切りにする。

2 フライパンで玉ねぎを炒め、火が通ったら豚ひき肉を加え、塩、コショウをし、＊の調味料を入れる。

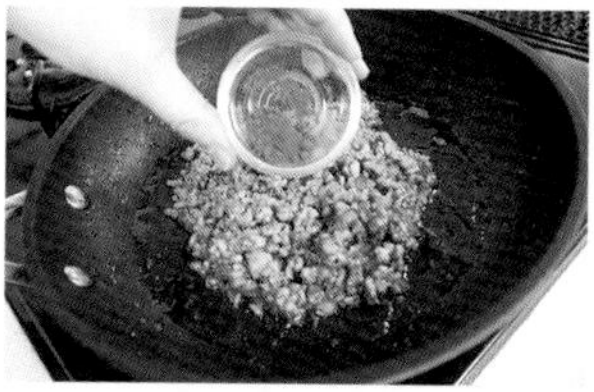

3 器に雑穀米を盛り、レタスをしき、❷をのせ、トマト、チーズをのせる。

相性のよい野菜を組み合わせ
ナムルたっぷりビビンバ（雑穀米）

慈恵医大が考えた
やせポイント！

もやしは肉などと合わせる

もやしはほかの野菜と比べてもひときわ低カロリーですが、腹持ちしないのが欠点。肉や下記のほうれん草などと合わせることで満腹感が高まります。

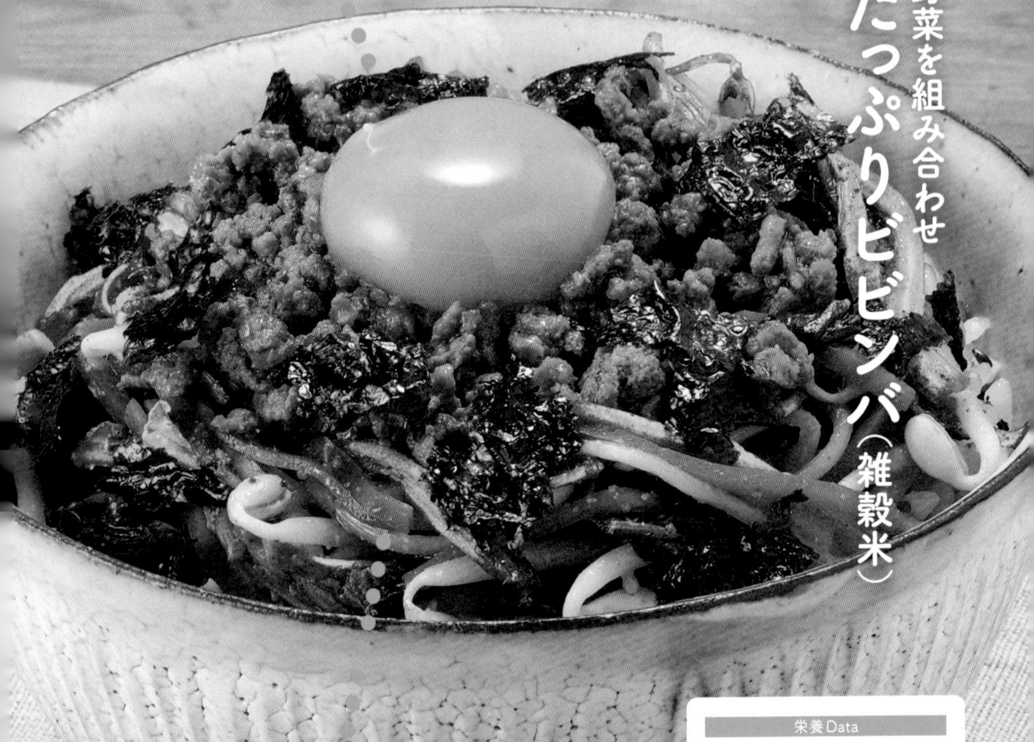

慈恵医大が考えた
栄養補給！

ほうれん草で満腹感を高める

ほうれん草にはビタミン群などが豊富に含まれていますが、水に溶け出てしまう栄養素が多いので、長い間水に浸けないようにします。また、ほうれん草の成分・チラコイドは満腹を脳に知らせるホルモンの分泌を促します。

栄養Data

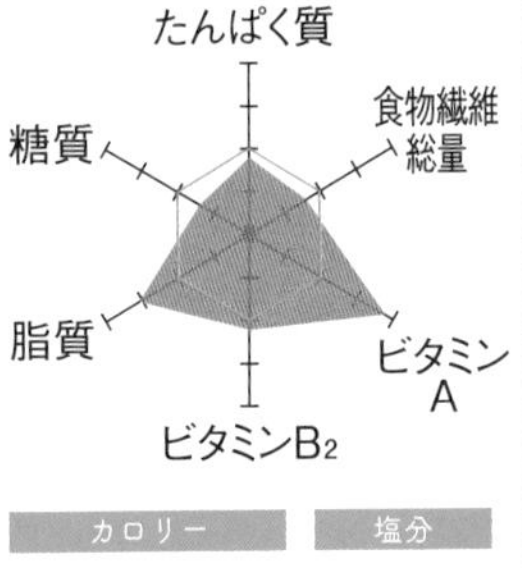

カロリー 646kcal

塩分 3.0g

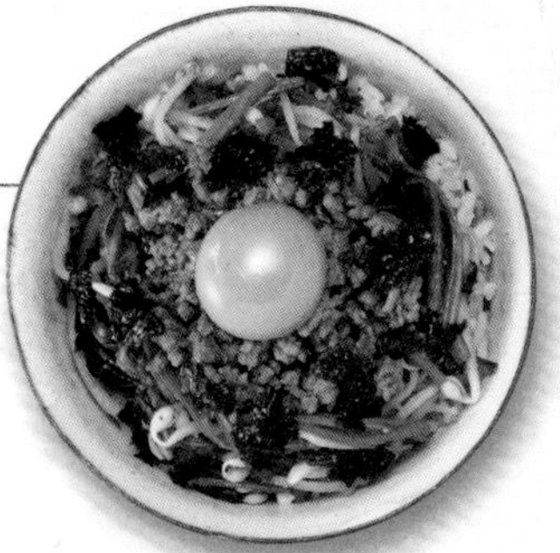

材料

・牛ひき肉…60g
・焼肉のたれ(市販)…12g(小さじ2)
・サラダ油…3g(小さじ1/2)
・大豆もやし…50g
・ほうれん草…50g
・にんじん…20g
※ナムル3種は市販の総菜でも可
＊しょうゆ…12g(小さじ2)
＊砂糖…3g(小さじ1)
＊ごま油…3g(小さじ1)
＊コチュジャン…適量
＊白すりごま…4g(小さじ2)
・卵黄…1個
・韓国のり…適量

作り方

1 にんじんは千切りにする。沸騰したお湯に入れ、20～30秒茹でる。

2 もやしも沸騰したお湯に入れ、20～30秒茹でる。

3 ほうれん草は塩茹でしたあと、5㎝程度に切る。

4 ＊の調味料とすりごまを合わせ、野菜を和えてナムルを作る。

5 フライパンに油を入れ、牛肉を焼き、焼肉のたれで味付けをする。

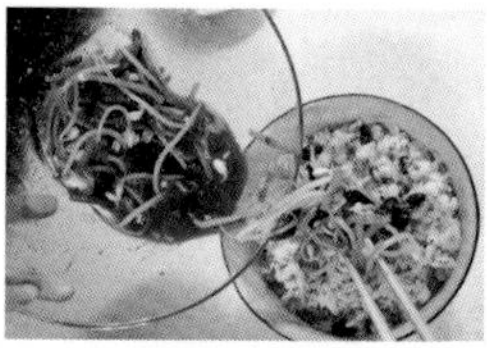

6 器に雑穀米を盛り、ナムルをしき、牛肉を盛る。

7 ❻の真ん中に卵黄を落とし、ちぎった韓国のりを散らす。

特製中華丼

いろんな食材が楽しく摂れる

慈恵医大が考えた
やせポイント！

うずらの卵は 鶏の卵より高栄養

うずらの卵のビタミンB_2の含有量は鶏の卵の1.7倍、うなぎの2倍にもなります。小さいので数量も摂りやすく、代謝促進に最適。

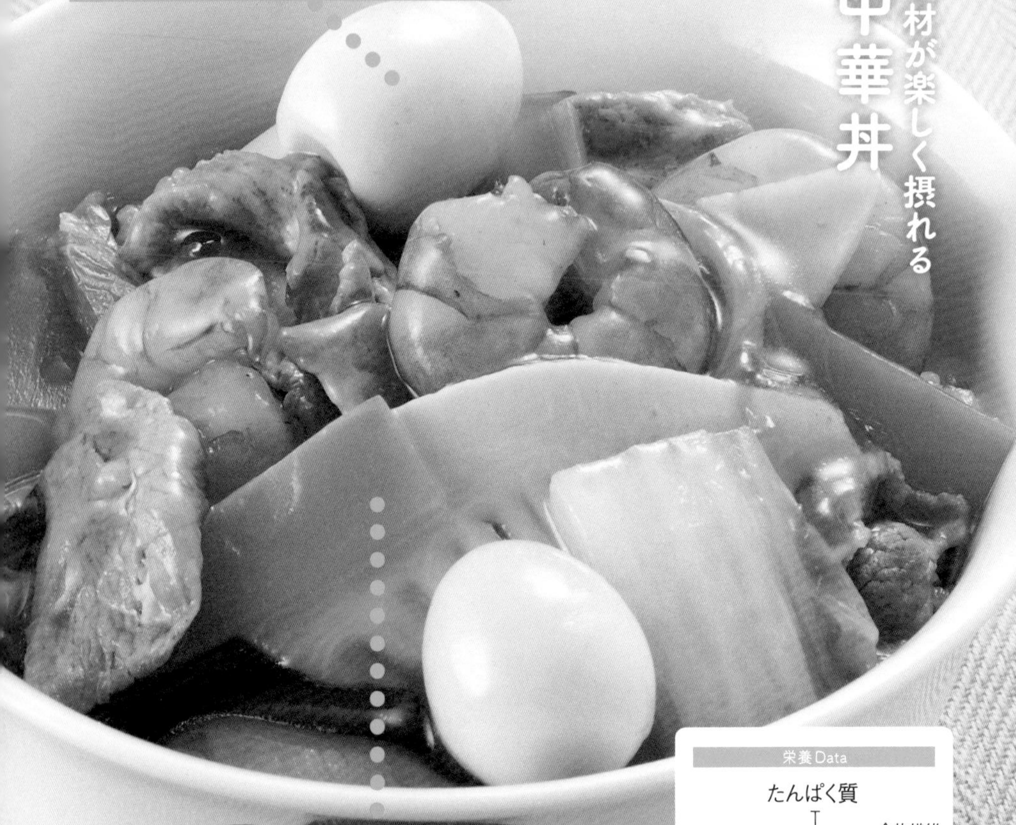

慈恵医大が考えた
栄養補給！

美肌を保つにんじん

にんじんのオレンジはβ-カロテンの色。食物繊維による便秘の解消と、β-カロテンの活性酸素の除去による美肌効果などの働きがあるので、適度に摂りたい食材です。

栄養Data

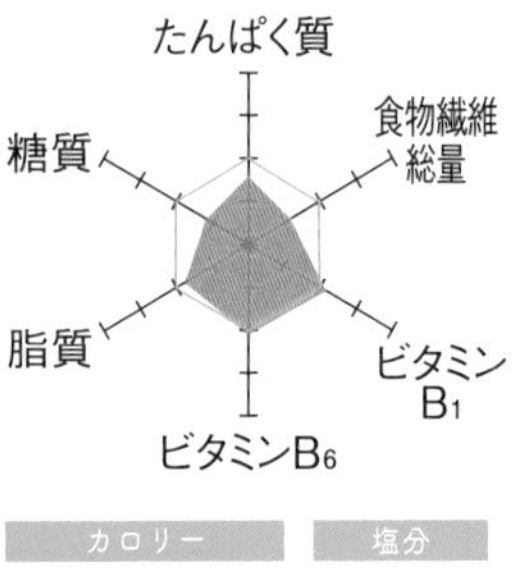

カロリー	塩分
523kcal	2.7g

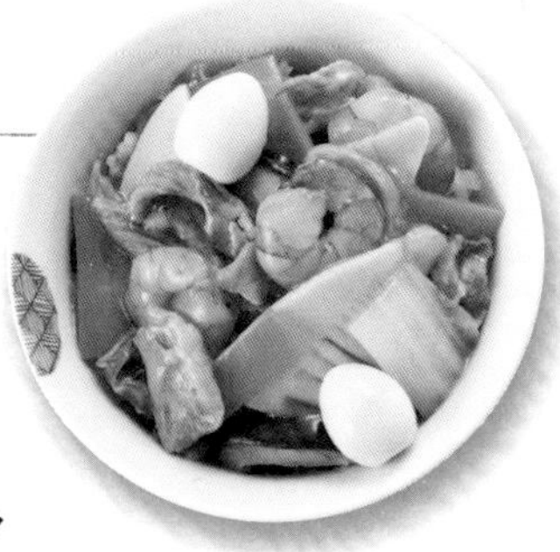

材料

・豚肉…40g
・白菜…50g
・にんじん…20g
・しいたけ…10g
・たけのこの水煮…30g
・むきえび…30g（3尾）
・うずらのゆで卵…2個
＊しょうゆ…12g（小さじ2）
＊酒…12g（小さじ2）
＊中華スープの素…1g
・塩…少々
・コショウ…少々
・水…300g
☆片栗粉…3g（小さじ1）
☆水…25g
・ごま油…6g（大さじ1/2）

作り方

1. 豚肉は2cm幅、たけのこは薄切り、にんじんは短冊切り、白菜、しいたけは1cm幅に切っておく。
2. フライパンにごま油を入れて豚肉を炒め、色が変わったら、えび、たけのこ、にんじん、しいたけを入れて炒める。
3. 全体に火が通ったら、水300gを入れてひと煮立ちさせる。

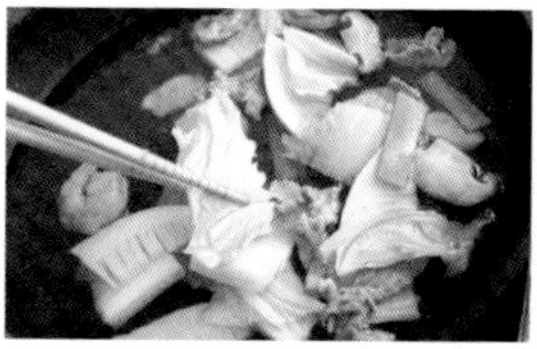

4. 白菜を入れ、火が通ったら＊の調味料を入れ混ぜ合わせる。
5. うずらの卵を入れ、塩、コショウで味を調え、☆の水溶き片栗粉でとろみをつける。
6. 器に麦ごはんを盛り、⑤をかける。

「やせ麦丼」の付け合わせに❷

梅の酸味でさっぱりとビタミン補給

わかめの梅サラダ

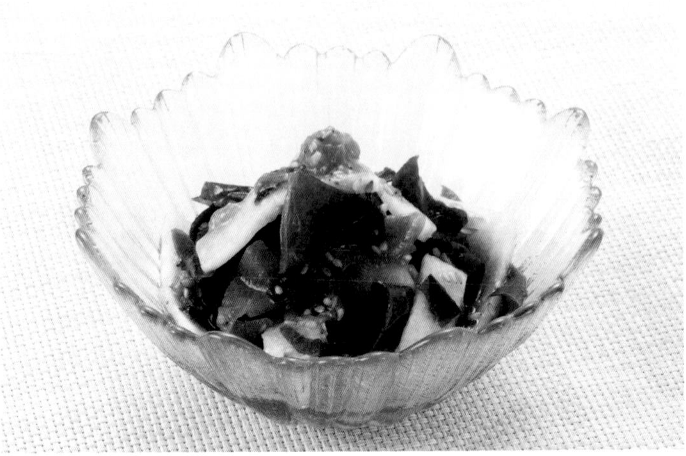

材料

・乾燥わかめ…0.5g
（生わかめ…5g）
・大根…20g
・白ごま…適量
［梅酢］
・梅干し…20g
＊酢…10g
＊砂糖…5g
＊濃口しょうゆ
…2.5g

作り方

1. 梅干しの種を取り、果肉をほぐす。＊の調味料と合わせて梅酢を作る。
2. わかめは水で戻しておく（生わかめの場合はよく洗い、砂、塩を取り除く）。
3. 大根を短冊切りにする。わかめは食べやすい大きさに切る。
4. ボウルにわかめ、大根を入れ、❶の梅酢を加え、よく混ぜて味を馴染ませる。
5. 冷蔵庫で冷やして、食べる直前に軽く混ぜて白ごまを散らす。

プラス一品のポイント

梅にはクエン酸やカルシウムが多く含まれ、ビタミン、ミネラルを追加で補給したいときにおすすめ。梅干しのすっぱさが食欲を促進し、付け合わせに最適です。また、梅にはバニリンという成分が含まれており、小腸で吸収されると脂肪細胞に刺激を与えて脂肪を燃焼してくれます。

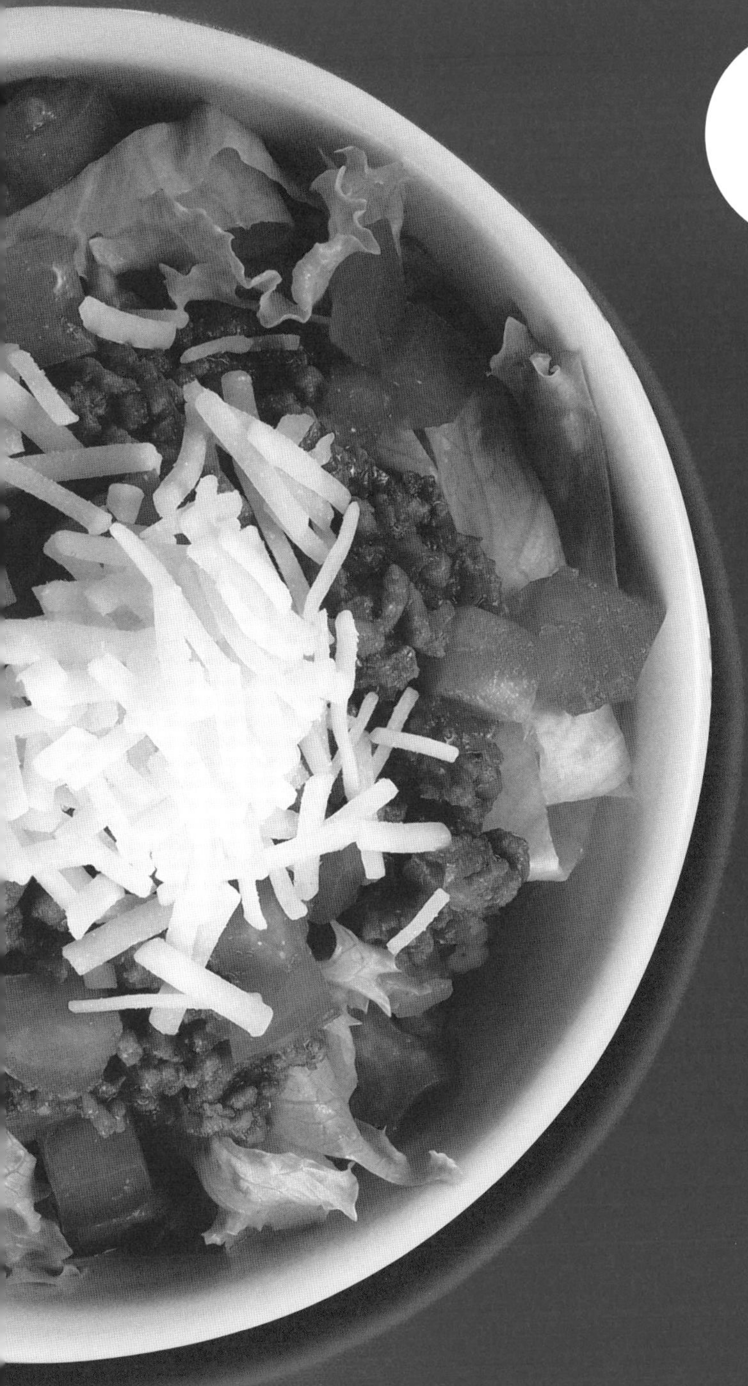

4章

「丼」でやせる食べ方、栄養の摂り方

やせパワー
01

「引き算」ではなく「足し算」のダイエットへ

食べなければやせる――一番シンプルで手っ取り早いダイエット法です。当たり前のことですが、食事をカットするなどして摂取エネルギーより消費エネルギーを大きくすれば体は次第にやせていきます。しかしその結果は、体に必要な栄養が不足して肌はカサカサになり、さらに健康を損ねることになります。精神的にも悪い影響を及ぼすでしょう。

大事なのは、「どこに目標をおくのか」ということです。この夏だけを目標に1か月で5kgのダイエットにチャレンジするのか。年齢を重ねても適正体重をキープした体型を望むのか。前者であれば、プチ断食やカロリー・糖質カットなどの「引き算」のダイエット法も有効でしょう。ただ、後者を目標とするなら、そこに無理があっては成功はないのです。

1章でも述べたように「やせ麦丼」は、足りない栄養を補填し、代謝を上げて体重を落としていく方法です。これはいわば、「足し算」のダイエット。長期的な「美」を目指すなら、これからは**「きちんと食べてやせる」習慣を身につけてほしい**のです。もちろん、「足し算」のしすぎは禁物。1日に摂るべきエネルギー量は年齢によって目安があるので、その数値を超えないように、3食のエネルギー配分は必要です。

「食べる」からこそやせる!

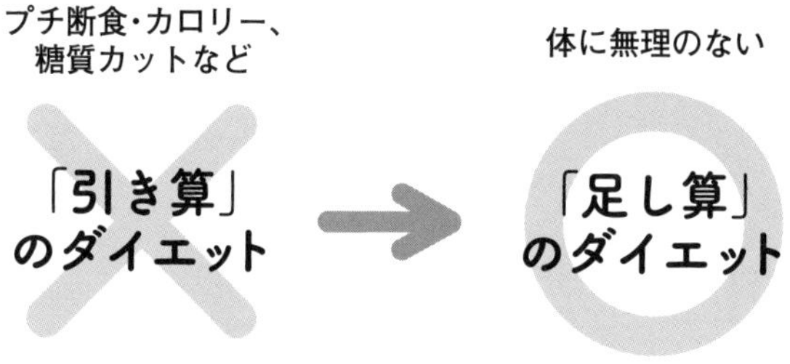

1か月に体重の5%以上の減量は、体が飢餓状態になるため、その後にリバウンドしやすい。一般的には1か月1～2kgが目安。長期間かけて適正体重を目指すことが、結果的に近道となる。

1日の基礎代謝量を確保する

体を動かすために必要なエネルギー量を基礎代謝量といい、食事で摂る1日のエネルギー（カロリー）量はこの数値と身体活動レベルで変わってくる。その計算方法は下記の通り。成人女性の場合は、1400～2000kcal、男性は1800～2400kcalが目安となり、この範囲内で朝・昼・晩のカロリーを分配する。

●1日に摂るべきエネルギー量＝基礎代謝量×身体レベル

たとえば、40歳女性でデスクワーク中心の場合は、1150×1.75＝2012.5になり2000kcalが摂取エネルギー量の目安となる。これを朝600kcal、昼800kcal、夜600kcalなどのように配分して食事する。

［基礎代謝量］

年齢	女性 基礎代謝量 （kcal/日）	男性 基礎代謝量 （kcal/日）
18-29	1110	1520
30-49	1150	1530
50-69	1110	1400
70以上	1020	1290

［年齢別身体活動レベル（男女共通）］

身体活動 レベル	レベルⅠ （低い）	レベルⅡ （ふつう）	レベルⅢ （高い）
18-29	1.50	1.75	2.00
30-49	1.50	1.75	2.00
50-69	1.50	1.75	2.00
70以上	1.45	1.75	1.95

※レベルⅠ→一日のなかで座っている時間が長く、体をあまり動かさない
レベルⅡ→デスクワーク中心だが、通勤などで少し体を動かす時間がある
レベルⅢ→体を動かす仕事、または運動習慣がある

やせパワー
02

じつはすごかった食物繊維の力

長年、栄養素とは考えられていなかった食物繊維。エネルギーになることなく、体内で消化されずにそのまま排泄される成分と考えられていました。しかし近年、その栄養効果や働きが認められるようになり、５大栄養素（たんぱく質、糖質、脂質、ビタミン、ミネラル）に次ぐ、**第６の栄養素といわれる**ようになっています。

食物〝繊維〟というと細い糸状の形を想像しがちですが、それだけではなく、ヘチマのスポンジのような穴のたくさん空いたものや蜂の巣のような形状のものもあります。野菜や大麦などの穀物に多く含まれています。

食物繊維には**水に溶ける水溶性と、水に溶けにくい不溶性の２つの種類**があります。水溶性食物繊維は水分を多く含み、ネバネバした粘りのある食材に多く、果物や野菜に含まれるペクチン、海藻類に含まれるアルギン酸、そして大麦に含まれるβ-グルカンなどに分類されます。一方、不溶性食物繊維は腸内の水分を吸収して膨張し、その刺激で腸の蠕《ぜん》動《どう》運動を活発にし、便通をよくします。歯ごたえのある食材に多く、大豆やとうもろこしなどに多く含まれています。

おなかにやさしい栄養素「食物繊維」

水溶性食物繊維

大麦、いも類、かぼちゃ、ごぼう、わかめ など

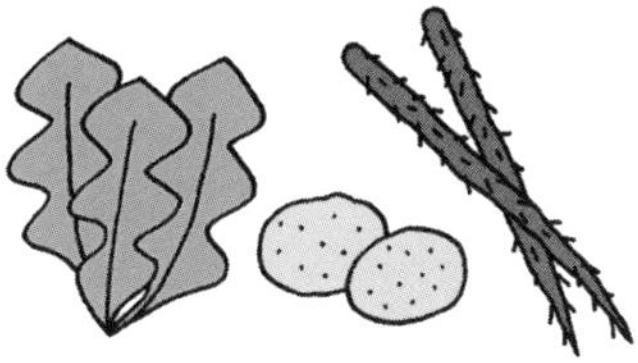

- 整腸作用があり、便通をよくする
- 血糖値の上昇をゆるやかにする
- コレステロール値を低下させる
- 血圧の上昇を抑える など

不溶性食物繊維

大豆、とうもろこし、きのこ、そば など

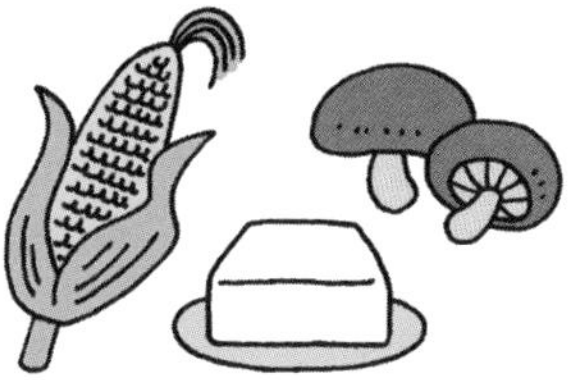

- 腸を活性化させて、便通をよくする
- 腸内をきれいにしてくれる
- よく噛むことで満腹感が得られる

など

大麦には2種類の食物繊維がたっぷり

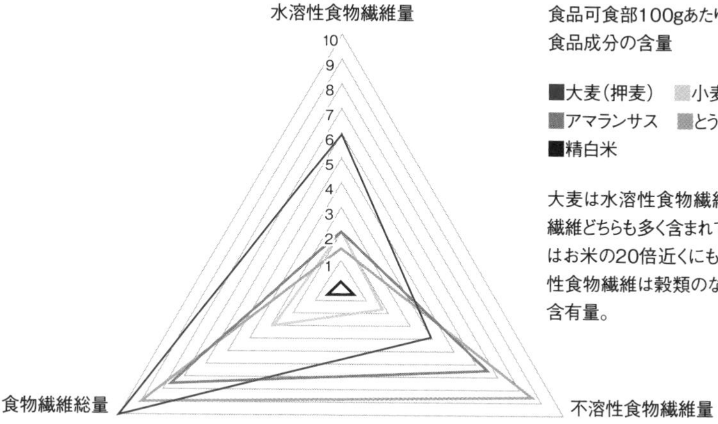

食品可食部100gあたりの
食品成分の含量

■大麦（押麦）　■小麦
■アマランサス　■とうもろこし
■精白米

大麦は水溶性食物繊維、不溶性食物繊維どちらも多く含まれており、全体量ではお米の20倍近くにもなる。とくに水溶性食物繊維は穀類のなかでは圧倒的な含有量。

（「日本食品標準成分表2015年版（七訂）」をもとに作成）

やせパワー
03

β-グルカンが肥満を改善する

β-グルカンとは大麦に含まれる水溶性食物繊維のことです。大麦は、穀類はもとより、食材のなかでもトップクラスのβ-グルカン含有量で、その健康効果は医学的にも認められています。

働きはさまざまで、消化されると小腸でネバネバ状態になり、糖質が小腸で急激に吸収されるのを抑えて血糖値の上昇を防いだり、体内の不要物をその粘着性で絡め取ってそのまま体外に排出してくれたりします。さらに、腸内環境を整えて、免疫細胞を活性化し、余分な脂肪を吸収・抑制してコレステロール値を低下する効果もあります。まさに、**肥満を解消してくれる、ダイエットの強い味方**なのです。

さらに、塩分の吸収を抑制して、血圧の上昇を抑えるなど高血圧も予防し、**生活習慣病の改善・予防に役立つ**こともわかっています。米国のＦＤＡ（アメリカ食品医薬品局）は、β-グルカンを1食あたり0・75g以上含む食品に心疾患のリスクを下げるという表示を認可しているほどです。大麦には水溶性食物繊維だけでなく、不溶性食物繊維も豊富に含まれているので、そのダブルの力で便秘も改善してくれます。

満腹感を持続してカロリーを抑制

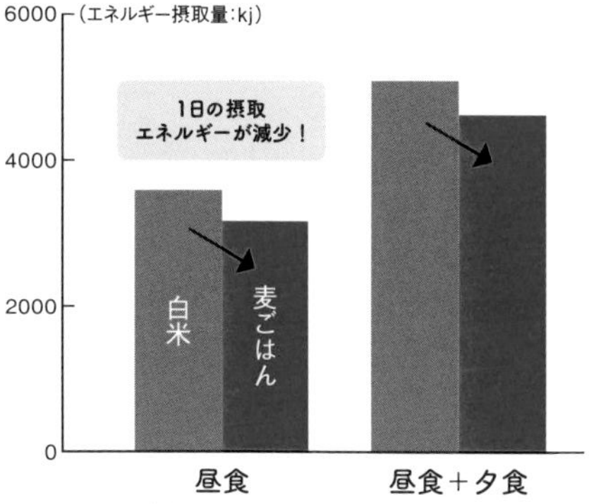

(出典:Plant Foods for Human Nutrition;69.4.325-330.2014)

朝食に麦ごはん（5割配合）を食べたグループと白米を食べたグループを比べると、麦ごはんを食べたグループのほうが1日のエネルギー摂取量が抑制されることがわかった。

腸内環境を整え、便通をよくする

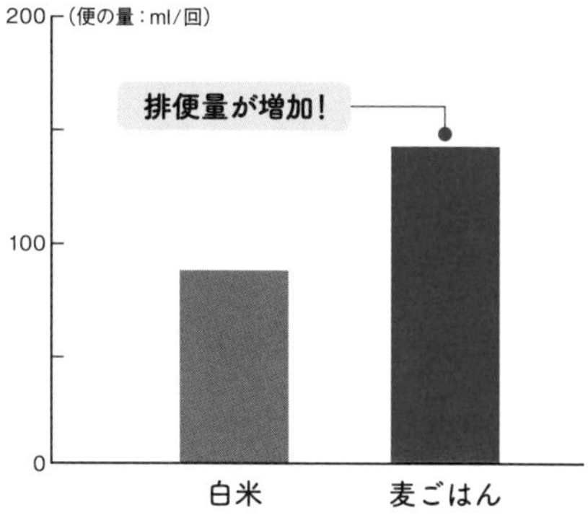

(出典:Nutrition;19.11-12.926-929.2003)

10人の健康な女性を対象に、4週間白米を食べ続けた場合と、麦ごはん（3割配合）を4週間食べ続けた場合を比較。麦ごはんの摂取によって排便量が増えた。

血糖値の急激な上昇を抑制

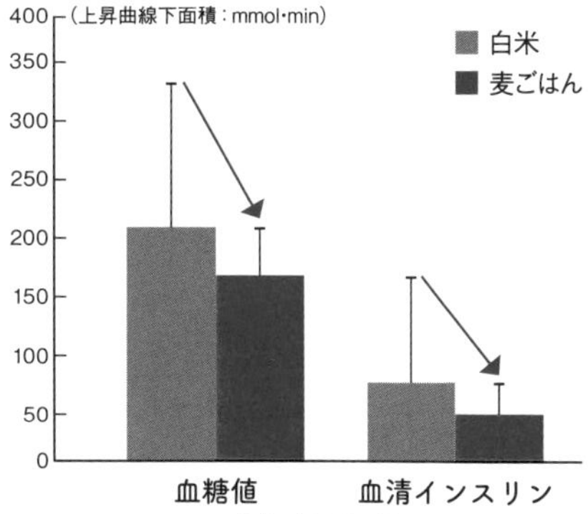

(出典:日本病態栄養学会誌10(2):183-187.2007)

食後血糖値は白米より麦ごはんのほうが20%以上低く、血糖を取り込む作用のあるインスリンの働きも抑えていることがわかる。

コレステロール値を低下

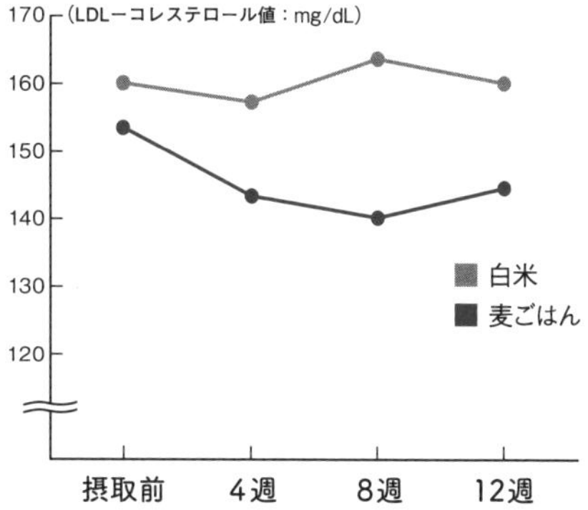

(出典:Plant Foods for Human Nutrition;63.1.21-25.2008)

麦ごはん（5割配合）を食べ続けたグループのLDLコレステロール値は、10〜15%ほどの低下を維持。白米を食べ続けたグループは変化がなかった。

やせパワー
04

栄養の偏り、代謝の低下が肥満の原因

1日に必要なエネルギー量（99ページ）と同様に、1日に摂取したい各栄養量があります。エネルギーをつくり出す栄養素は、たんぱく質、糖質、脂質の「3大栄養素」です。たんぱく質は筋肉をつくるモトになりますが、体内に一度に吸収できる量に限りがあって、都度食事で摂取する必要があります。その必要量は1食あたり20〜30gと考えられています。

歳をとると代謝が下がるとよくいわれますが、これは加齢により筋肉量が減少することがおもな原因。筋肉は摂取エネルギーを燃焼する役割があるので、少なくなると代謝率が悪くなるわけです。だからこそ、**ダイエット中でも、歳をとっても、たんぱく質は必ず摂取する必要がある**のです。これはエネルギーをつくり出し、体を動かすモトとなる**脂質、糖質も同じ**です。

たんぱく質（Protein）、脂質（Fat）、糖質（Carbohydrate）の摂取量の比が約15対25対60になるような食生活を「バランスのよい食生活（ＰＦＣバランス）」といいます。どれかひとつの栄養素を摂りすぎたり、制限したりすると、それぞれの栄養素の働きを低下させて肥満などの原因になります。

食材の“力”で代謝をアップ

PFCバランスを意識したうえで、3大栄養素のエネルギー源が効率よく代謝されるようにビタミン、ミネラルも適量摂取する必要がある。さらに血糖値やコレステロールの抑制作用のある食物繊維を必要量摂って、食べすぎを防ぐ。食物繊維を多く含む野菜は1日に350g（1食あたり約120g）摂ることが推奨されている。

[3大栄養素の最適な摂取バランス]

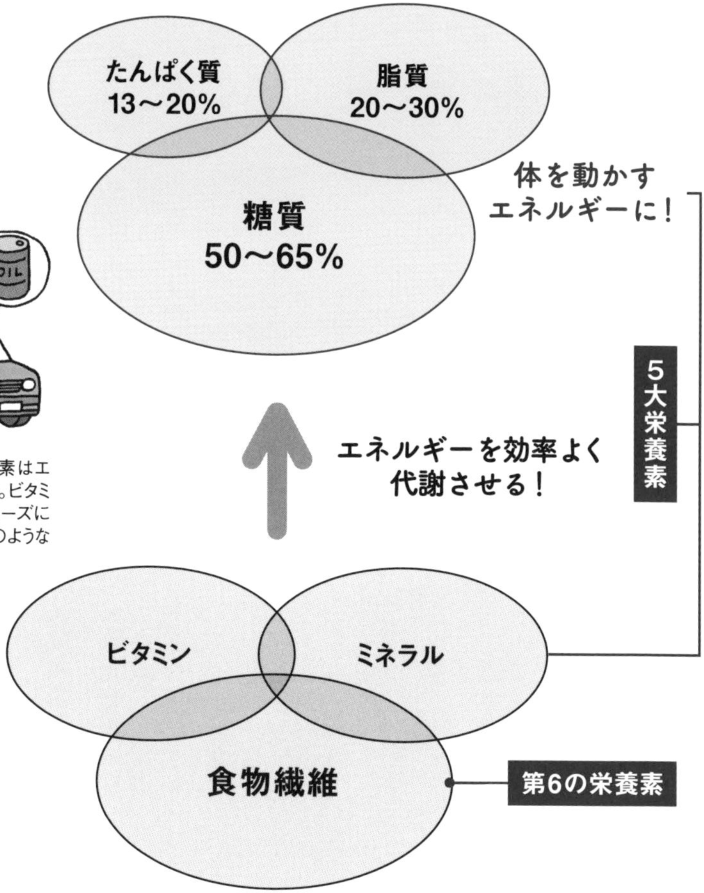

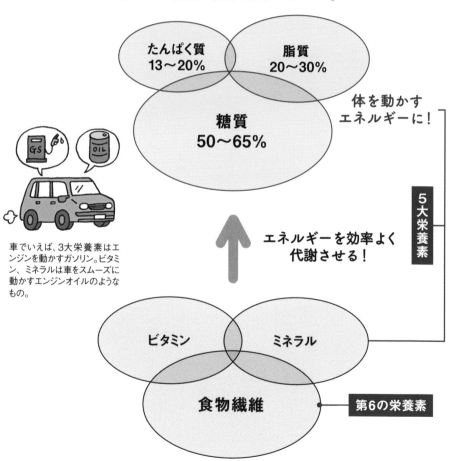

車でいえば、3大栄養素はエンジンを動かすガソリン。ビタミン、ミネラルは車をスムーズに動かすエンジンオイルのようなもの。

●体の材料となる「たんぱく質」

たんぱく質は筋肉や内臓、骨、血液、皮膚、髪などをつくるモトとなる栄養素です。肉、魚、卵などに含まれる動物性たんぱく質と、大豆や穀物などに含まれる植物性たんぱく質があります。**たんぱく質が不足すると筋肉が衰えてエネルギーの消費が悪くなり、**いくら食事制限をしてもダイエットの効果は望めません。

たんぱく質は約20種類のアミノ酸が組み合わさって構成されており、このうちの９つのアミノ酸（必須アミノ酸）は、体内で合成できないので食事から摂る必要があります。

●体を動かすエネルギー「脂質」

脂質は１ｇあたり９ｋｃａｌと、たんぱく質や糖質の2倍以上のエネルギー量があります。摂りすぎると肥満の原因になる栄養素ですが、**細胞の材料になるなど体になくてはならない栄養素**でもあります。

脂質を構成している脂肪酸は、飽和脂肪酸と不飽和脂肪酸に分けられます。飽和脂肪酸は肉類や乳製品などに多く含まれ、血液中の中性脂肪やコレステロールを増やします。不飽和脂肪酸は植物油や魚介類などに含まれ、血液をサラサラにしてＬＤＬコレステロールを減らします。脂質は、不飽和脂肪酸が多く含まれる食材から摂るとよいでしょう。

●体と脳のエネルギー源「糖質」

近頃ではダイエッターからめっきり嫌われがちな糖質ですが、摂取した食事を**もっとも早く体内でエネルギー源に変える大事な栄養素**です。疲れたときに甘いものを体が欲するのは、極めて自然な生理現象なのです。体を動かすだけではなく脳の栄養源にもなるので、とても重要な栄養素のひとつです。

炭水化物とは、この糖質と食物繊維が合わさったものです。糖質はごはん（白米）、パン、麺などの穀類やいも類に多く含まれるので、たしかに気をつけないと摂取する量は多くなりがちです。消化吸収されると、血液中のブドウ糖に変換されます。この濃度が血糖値です。そのため、食事で糖質を摂ると血糖値が上がります。すると、血糖値を下げるために膵臓《すいぞう》からインスリンというホルモンが分泌されます。このインスリンは血中のブドウ糖を脂肪に変えて体にため込む働きがあります。つまり、血糖値の上昇を抑えることが、肥満の改善にもつながるわけです。

●エネルギーをつくるサポーター「ビタミン」

ビタミンCなどに代表されるビタミンは、私たちの体の中でエネルギーをつくり出すサポート役を担っています。体を車にたとえるなら、ガソリンが3大栄養素であるのに対して、ビタミンは車をスムーズに動かすエンジンオイルのようなものといっていいでしょう。

いくらエネルギーを制限しても**体重が減らないという人は、このビタミンが不足している**可能性があります。栄養素として不可欠なビタミンは13種類あるので、積極的に摂るように意識して、ダイエットを成功させましょう。

●体の調子を整える「ミネラル」

ミネラルは体をつくる材料になったり、体の働きを正常に保つために必要な微量栄養素です。体内ではつくることができないため、**食べ物から摂る必要があります。**

「代謝」は酵素の働きによって行われますが、ミネラルはこの酵素の働きをサポートする「補酵素」といわれています。鉄分、カルシウム、亜鉛など多くの種類があり、働きはそれぞれ異なります。

体内で活躍するおもなビタミン、ミネラル

ビタミン	
ビタミンA	目の健康、皮膚や粘膜を強くする。 β-カロテンは体内で必要に応じてビタミンAに変わり、老化防止、美肌効果がある。
ビタミンB_1	糖質が分解されエネルギーになる手助けをする。疲労回復の働きも。
ビタミンB_2	エネルギーを生み出す脂質の代謝をサポートする。 そのため、脂質をたくさん摂る人は不足しがち。
ビタミンB_6	たんぱく質をアミノ酸に分解するときにサポート。 ビタミンB_2とセットで摂ると活性化される。
ビタミンB_{12}	たんぱく質の合成、アミノ酸の代謝をサポートする。赤血球の生成にも必要。
ナイアシン	糖質や脂質、たんぱく質などの代謝の補酵素として働く。ビタミンB群の仲間。
ビオチン	糖質、脂質、たんぱく質の代謝を助け、アミノ酸からブドウ糖をつくるときに 必要な栄養素。ビタミンB群の仲間。
ビタミンC	抗酸化作用、コラーゲン生成補助、メラニン生成の抑制などお肌の味方。 細胞の代謝を上げる一方で、脂肪細胞へのエネルギー供給を防ぐ役割も果たす。
ビタミンD	骨吸収と骨形成に関わるカルシウムやリンの濃度を調整。筋力を強化して、 エネルギー消費を高める。
ビタミンE	脂肪が酸化するのを防ぎ老化、動脈硬化、生活習慣病を予防する働きがある。 アンチエイジングビタミンともいわれる。
ビタミンK	出血したときに血を止める血液凝固作用や骨の形成を助ける。 摂りすぎは貧血や血圧低下を起こすので注意。

ミネラル	
鉄分（Fe）	不足すると代謝が低下し、エネルギーの消費効率が悪くなる。
カルシウム（Ca）	人体にもっとも多く存在する栄養素。 不足すると体脂肪を増加させるという研究もある。
亜鉛（Zn）	たんぱく質やホルモンの合成に関与。美肌、美髪効果あり。不足しがちな栄養素。
マグネシウム（Mg）	およそ350種類以上の酵素の働きを活性化し、代謝の大切な役割を担う。
ナトリウム（Na）	カリウムとともに体内の水分バランスや細胞外液の浸透圧の調整を行う。 摂りすぎるとむくみを生じる。
カリウム（K）	血圧降下作用のほか、酵素の活性化、筋肉の収縮補助などの働きがある。
リン（P）	骨や歯の主成分。ビタミンB_1、B_2と結合し補酵素にもなる。 糖の代謝も円滑にする。

やせパワー 05

なぜ、丼ものは「肥満のモト」と嫌われる？

丼ものがダイエットの天敵といわれる理由のひとつに、「早食いになるから」が挙げられます。では、なぜ、〝早食いは肥満のモト〟なのでしょう？

満腹中枢という言葉を一度は聞いたことがあるかと思います。脳の視床下部というところにあり、おなかがいっぱいになると満足感を覚え、食事を止めさせる命令を出す司令部です。満腹中枢は、血液中の糖分（血糖）の上昇に刺激されることで働き出し、食欲を抑えて食べすぎを防ぎます。ただ、食事開始から20分ほどしないと血糖値は上昇しないため、**20分以内に食事を終えてしまうと満腹中枢は作動せずに**、まだまだ食べられると食べすぎてしまうのです。

丼《どんぶり》ごはんはかき込んで食べるのが魅力ではありますが、ここでぐっと我慢。**ゆっくり味わって食べることで、満腹中枢を働かせる**ようにします。では、具体的なコツを紹介。

たとえば、①噛みごたえのある食材を取り入れる　②小さめのレンゲなどを使って一口の量を減らす　③噛む回数を増やす　④調理する食材を大きめにカットする

これらの工夫でしっかり咀嚼《そしゃく》することができ、食べすぎを防ぐことができます。

食べすぎを防ぐ、ちょっとしたコツ

噛みごたえのある食材にする

にんじんやごぼうなどの根菜類や、きのこなどの食べごたえのある食材を取り入れた食事にしましょう。食物繊維を多く含む野菜は歯ごたえのある食材が多いので、栄養面と合わせて一石二鳥。

一口の量を減らす

丼ものを食べるときはレンゲを使うと便利ですが、あまり大きなものではなく小ぶりのレンゲを選ぶとよいでしょう。お箸で食べるのも、自然に一口の量を減らします。いずれにしろ、かき込んで食べるのはNG。

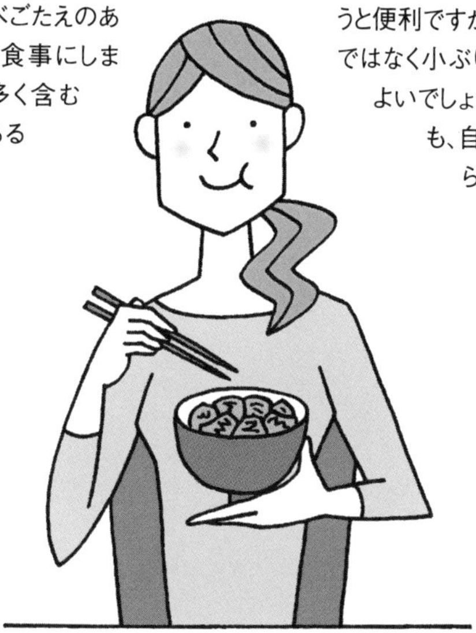

噛む回数を増やす

よく噛んで食べることは満腹中枢を刺激するだけでなく、エネルギー摂取量を抑え、食後のエネルギー消費をアップさせることがわかっています。「このキャベツ、シャキシャキしてる!」など、食材のおいしさを意識すれば噛む回数も増えるはずです。

食材を大きめにカットする

食材を大きめにカットするのもおすすめ。のどを通る大きさになるまで噛むようになるので自然に噛む回数が増え、食事時間が延びます。ただし、のどがつまると危険なため、固めの食材は適さないのでご注意を。

やせパワー 06

視覚も満腹中枢を刺激する

ある大学の実験で、クッキーが実際より大きく見えるVR（バーチャル・リアリティー）ゴーグルと、実際より小さく見えるVRゴーグルを付けた参加者に、それぞれ満腹になるまでクッキーを食べてもらったところ、実際より大きく見えるゴーグルを付けた人たちのほうが、食べる量が少なかったという報告があります。

つまり、**食事は味覚だけではなく五感、とくに視覚に影響される部分が大きい**ということがわかります。ダイエットに、この「食事の見た目」を上手に利用するのも有効です。たとえば、「プレート効果」と呼ばれる錯覚があります。大きなお皿の中央に盛られた料理と、小さなお皿に盛られた同量の料理では、小さなお皿に盛られた料理のほうがたくさんあるように見えます。

「やせ麦丼」の場合でも、大きな丼《どんぶり》ではなく、小ぶりの丼に盛ったほうが「食べた！」という満足感が得られるはずです。また、具材が丼の端からはみ出るような盛り付け方も実際よりボリュームがあるように感じさせます。丼の形状によっては、実際の量よりごはんの量が多く感じるものもあるので、お気に入りの丼を見つけるのもいいですね。

見た目の満足感をアップさせる、ちょっとしたコツ

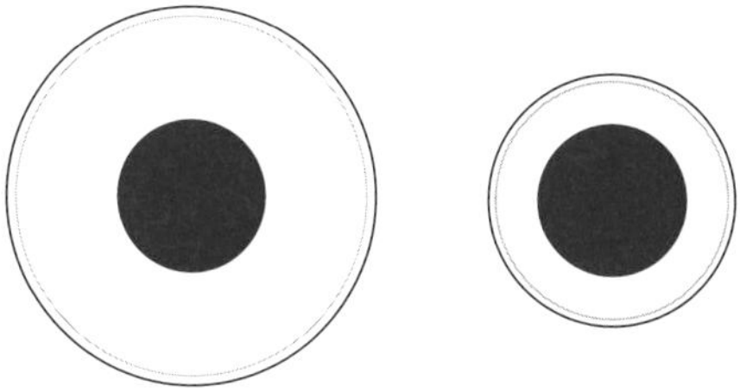

同じ量の食事でも小さな皿に盛られたほうが、量が多く見える。

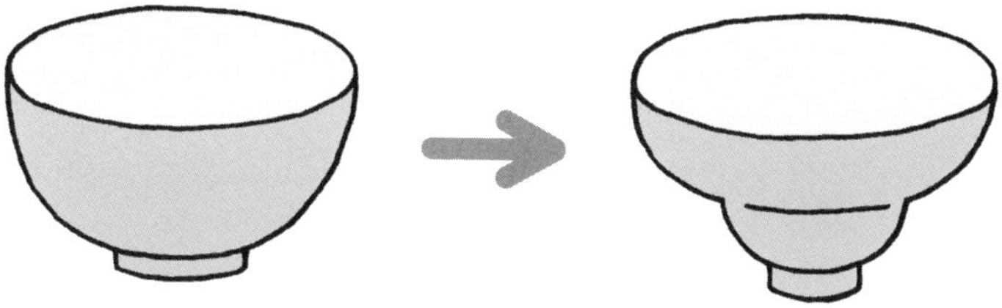

底が狭まっている丼やお茶碗は、
通常の丼に比べると量がアップしたように感じさせる。

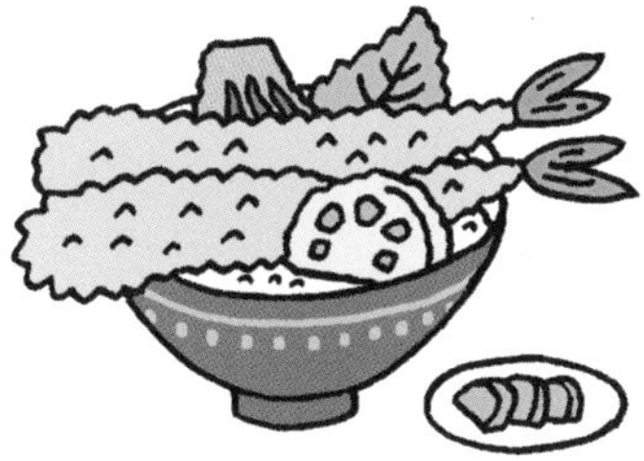

食材が丼の端から少しはみ出た盛り付けは「大盛り感」が際立ち、
満腹中枢が刺激されて満足感も違ってくる。

やせパワー 07

食事は朝3対昼4対夜3の配分で

一般的に、１日の食事量は夕食に偏りがちで、おおよそ朝２対昼３対夜５という配分量になっている方が多いようです。じつは、この**夕食の量が一番多い食事スタイルは、太る原因**になります。

私たちの体には、生理機能をコントロールしている「体内時計」が存在します。体内時計とは、朝日とともに目覚め、働き、日の入りとともに活動を終息させ眠りにつくという人間の「生体リズム」のことです。〝親時計〟が脳に、〝子時計〟が全身に存在し、細胞や臓器がそれぞれの働きを果たせるように指示を出し、睡眠、血圧、心拍などの生命機能を維持・調節しています。

そのため、本来なら終息に向かうべき一日の最後にがっつり食事をするのは、体のリズムに合わず、**寝るまでに食べ物を十分に消化・代謝できない**のです。これが肥満の一因となります。１日の食事量は生体活動がスタートする朝に一番多く摂るのが理想ですが、仕事などがある生活スタイルを考えるとむずかしいと思うので、朝３対昼４対夜３の配分とするのが望ましいでしょう。

目指すべき食事の配分量

理想の1日の食事配分

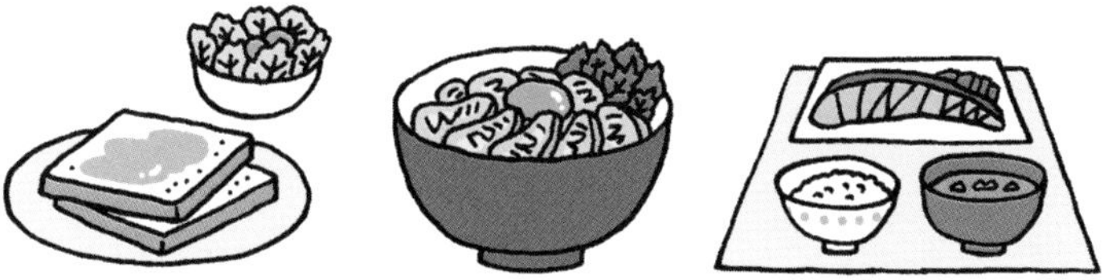

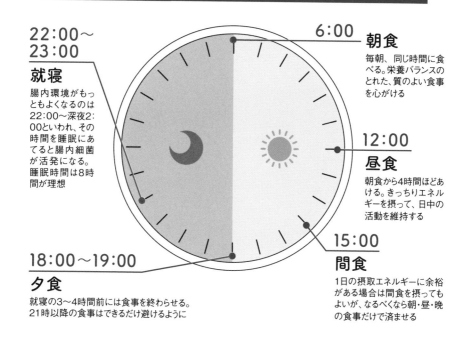

朝	昼	夜
[3]	[4]	[3]

体内時計のリズムに合わせて3食を摂取

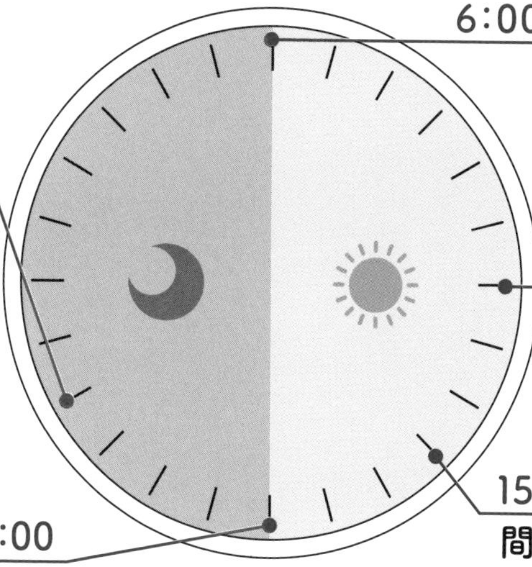

6:00 朝食

毎朝、同じ時間に食べる。栄養バランスのとれた、質のよい食事を心がける

12:00 昼食

朝食から4時間ほどあける。きっちりエネルギーを摂って、日中の活動を維持する

15:00 間食

1日の摂取エネルギーに余裕がある場合は間食を摂ってもよいが、なるべくなら朝・昼・晩の食事だけで済ませる

18:00〜19:00 夕食

就寝の3〜4時間前には食事を終わらせる。21時以降の食事はできるだけ避けるように

22:00〜23:00 就寝

腸内環境がもっともよくなるのは22:00〜深夜2:00といわれ、その時間を睡眠にあてると腸内細菌が活発になる。睡眠時間は8時間が理想

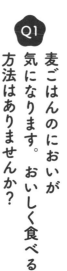

大麦のこと、栄養のこと、なんでもQ&A

Q1 麦ごはんのにおいが気になります。おいしく食べる方法はありませんか？

A 次の3つの方法をお試しください。

麦ごはん特有のにおいが気になる方におすすめの方法です。

①本来は洗わなくてもよい加工大麦ですが、炊く前に水で軽くもみ洗いしてからお米と混ぜます。②炊く前に日本酒を大さじ1杯ほど加えます。③10㎝角ほどの昆布を1枚加えてから炊きます。

これらのいずれかの方法、あるいは組み合わせで麦ごはんを炊くと、においが軽減されます。

Q2 食物繊維は1日にどのくらい摂ればよいのでしょうか？

A 成人男性は1日に20g以上、成人女性は1日に18g以上が目標。

生活習慣病の予防のためには、1日に24g、1000kcalのエネルギー摂取にあたり14ｇの食物繊維を摂るのが理想とされています。これは野菜の量にすると１日３５０ｇになります。

しかし、実際は平均で14・4ｇ程度しか摂取できていません（平成30年国民健康・栄養調査）。そのため、現実的な目標量として冒頭の数値が定められています。成人男性は約５ｇ、成人女性でも約３ｇ足りていないのが実情です。

Q3　大麦と小麦の違いは何でしょうか？

A　同じイネ科に属していますが、まったく違う植物です。

名前の「大」「小」に関係なく、まったく違う植物です。小麦がパン、うどん、パスタなどの材料に向いているのに対して、大麦は麦茶、味噌、ビールなどに使われます。栄養的な違いは、小麦にはグルテンというたんぱく質が豊富に含まれていますが、大麦には含まれていません。また、小麦には不溶性食物繊維、大麦には水溶性食物繊維が多く含まれています。

Q4　大麦以外にもβ-グルカンが含まれている食材はありますか？

A　きのこ類や酵母菌などにも含まれています。

まいたけ、しいたけ、エリンギ、なめこ

などのきのこ類、またパン酵母、黒酵母などにもβ-グルカンは含まれていますが、大麦のβ-グルカンとは構造が異なります。きのこ類に含まれるβ-グルカンは不溶性で、脂肪の吸収を防ぐなどの作用より免疫力アップの働きが高いという違いがあります。

Q5 大麦だけで炊飯する場合は、お米と一緒に炊くときと炊き方が違ってきますか？

A 基本は、「炊く大麦の量」＋「大麦の2倍量の水」です。

大麦だけで炊く場合は、単純に炊く大麦の2倍量の水を加えます。お米と一緒に炊くときのポイントは、お米に必要な水を先に加えておくことだけです。そのあと、大麦とその2倍量の水を足せばOKです。

Q6 大麦を茹でるとぬめりが出ますが、これは何でしょうか？

A 茹でることで、若干量のβ-グルカンが流れ出します。

大麦のぬめりの主体はβ-グルカンです。茹でることで多少流出しますが、これで栄養成分がなくなるわけではありません。茹で大麦（26ページ）にして保存していても、栄養的な損失はありません。麦ごはんだけではなく、いろいろな料理に振りかけたりして活用すれば、普段不足している食物繊維を簡単に摂ることができます。

Q7 真ん中の黒い線がない大麦がありますが、違いはあるのでしょうか？

A 加工の違いによるもので、栄養的な差はありません。

大麦にある黒い線は「黒条線《こくじょうせん》」といい、大麦のくぼみに残った外皮です。黒条線を取り除いた大麦製品もありますが、栄養成分に変わりはありません。

Q8 お米のように、大麦にも虫がつきますか？

A 大麦にも虫がつくので、お米と同じように保存します。

お米や大麦につく虫では、コクゾウムシやココクゾウムシ、バクガなどがよく知られています。お米や大麦に穴を開けて卵を産んだり、産まれた幼虫がその中に入り込んだりします。開封後は密閉できる容器で保存して、成虫を寄せつけないようにします。とうがらしなどを使った虫よけなども効果があります。

Q9 大麦製品はどこで購入することができますか？

A スーパーや米穀店などで常時販売されています。

大麦の健康効果が認知されてきたためか、大麦製品を扱うお店も増えています。スーパーの穀物類が置いてある棚や米穀店などでは、大麦製品が必ずといっていいほど並んでいるはずです。

自社のホームページで直接販売している精麦メーカーもあるので、利用するのもよいでしょう。

【はくばくオンラインショップ】
https://shop.hakubaku.co.jp/

Q10 「精麦」とはどうすることですか？

A 精米と同じように、大麦を加工する工程のことです。

玄米を白米にする「精米」と同様、大麦の外皮をむいたり、加熱したり、圧ぺん（押しつぶすこと）したりする加工工程のことです。また、加工した製品のことも精麦といいます。大麦を加工することによって、押麦、胚芽押麦、米粒麦、もち麦などの製品になります。

Q11 大麦がお米より茶色いのはなぜですか？

A 大麦に含まれるポリフェノールの影響によるもの。

ポリフェノールに含まれるアントシアニン類、フラボン類、タンニン類などの色素が大麦を褐色、茶色に見せています。ポリフェノールの抗酸化作用はアンチエイジング（若返り）の効果があります。美容によい証拠の「色」ともいえます。

Q12 大麦にも、「コシヒカリ」や「ササニシキ」のような品種がありますか？

A たくさんの品種があり、いろんな味わいが楽しめます。

現在、市場にある多くのうるち性大麦は「ファイバースノウ」という品種です。古くからある「シュンライ」や「ミドリムギ」は、たんぱく質の含有量が多いので麦茶に加工されたりしている品種です。もち性大麦にも「ホワイトファイバー」「キラリモチ」「もっちり星」「はねうまもち」など、たくさんの品種があります。

なかでも「ホワイトファイバー」は、お米のように白い大麦を目指して品種改良されたものです。

Q13 「バーリーマックス」とは、どんな大麦ですか？

A オーストラリアで開発された、スーパーフードと呼ばれる大麦です。

一般の大麦に比べて2倍の食物繊維総量と、4倍のレジスタントスターチ（小腸まで消化されず大腸にそのまま届く難消化性でんぷん）を含む大麦です。β-グルカンやフルクタンといった水溶性食物繊維なども豊富です。これらの成分は、それぞれ分解スピードが異なるため腸全体にまんべんなく行き届き、腸内の善玉菌の栄養成分となり、腸内環境を改善する効果があります。

巻末

今日一日に足りない「栄養」がわかる！

「やせ麦丼」33レシピ 完全栄養データ

■ レシピから摂取できる栄養素
―― 1食あたりの摂取基準量

ここでは、レシピページ内で掲載しきれなかったビタミンとミネラルの詳細を紹介します。足りない栄養を朝・昼・晩で補強し合って、一日トータルで栄養満点の生活を送りましょう。たとえば、ビタミンB_2を少し補給する必要があるレシピを昼に食べた場合は、夕食はビタミンB_2多めのレシピにします。上手に栄養を体に循環させて、代謝をアップ!

鶏のトマト煮丼(32P)

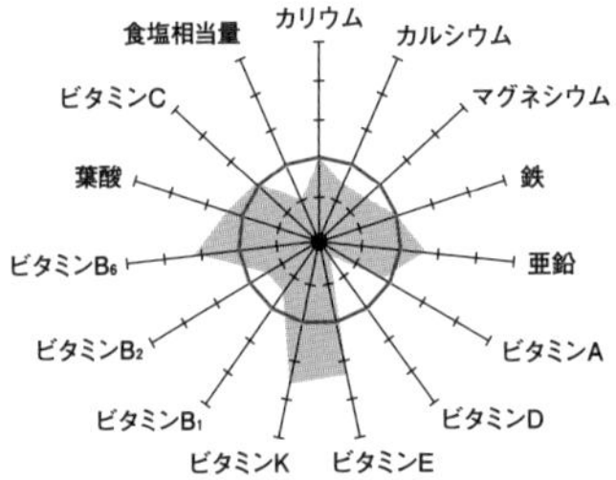

ビタミンD以外は、まんべんなくビタミン、ミネラルが摂れるレシピ。

ねぎたっぷり豚の塩だれ丼(36P)

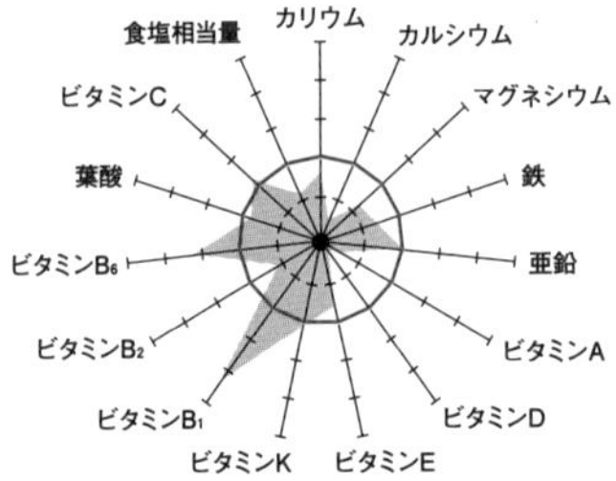

ビタミンD不足を解消するには、まぐろを使った丼を合わせるとOK。

鶏むね焼肉丼(34P)

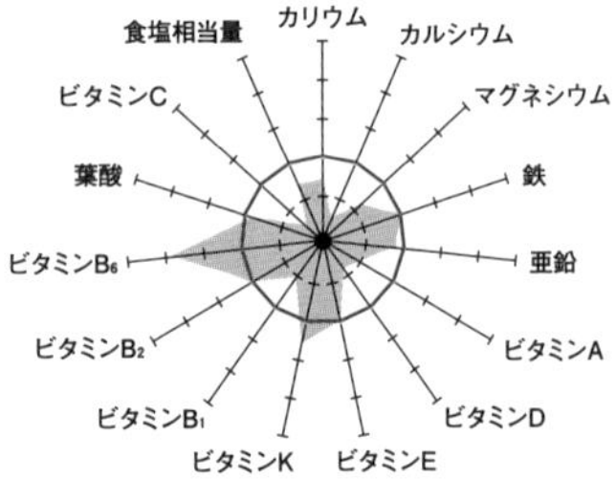

カルシウム、ビタミンD、ビタミンB_1を積極的に補給して調整。

豚キムチ・ニラ丼(40P)

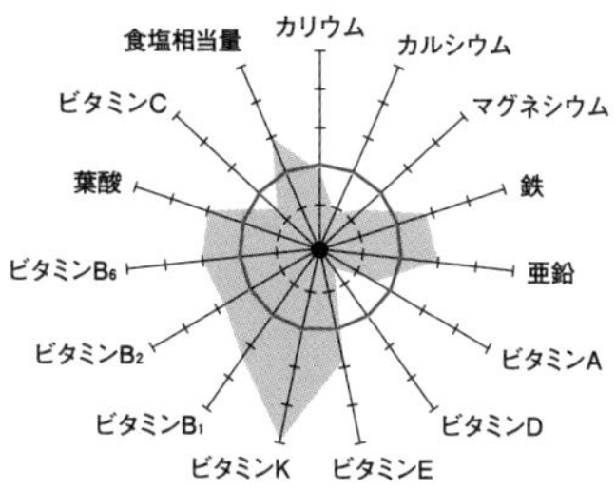

カルシウム、ビタミンDが少し足りない程度で多くの栄養が摂れるレシピ。

きのこたっぷり豚丼(38P)

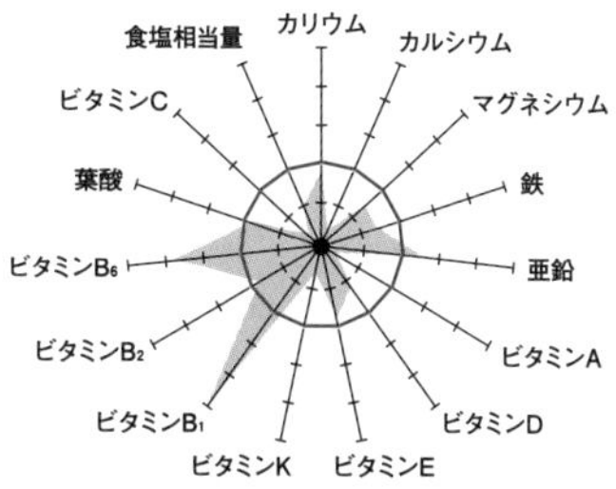

ビビンバや目玉焼き丼など、ビタミンAが多めの丼で調整。

すき焼き丼(雑穀米)(44P)

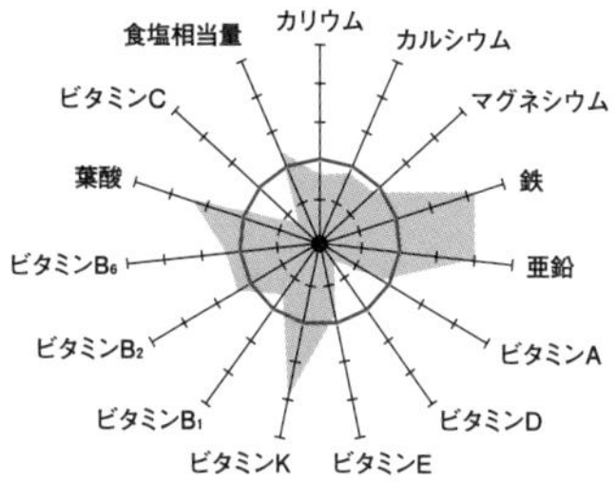

鉄、亜鉛を代表にきちんとミネラルの補給が可能。ビタミンA、ビタミンDを補給。

時雨丼(42P)

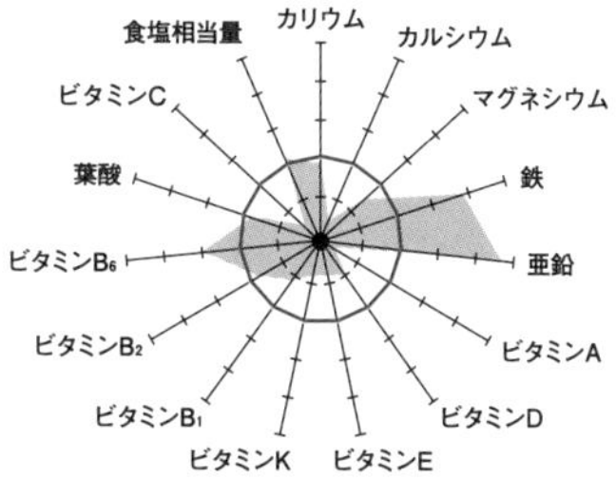

ビタミン類が若干基準値を下回っているので、積極的に補給。

韓国風漬け丼(48P)

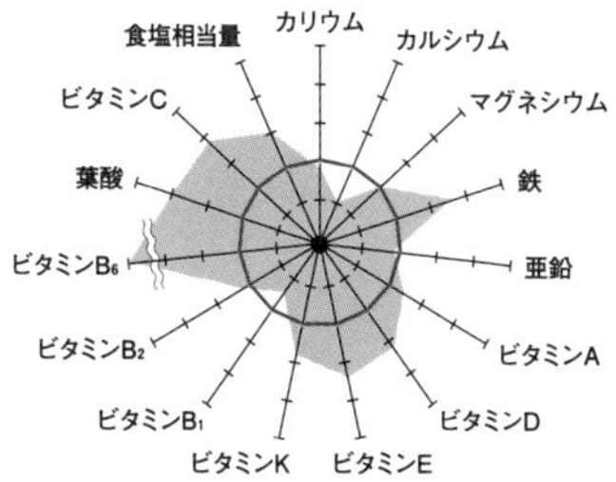

カルシウムが基準値の半分だが、ほかのビタミン、ミネラルはほぼ満点。

ポキ風海鮮丼(46P)

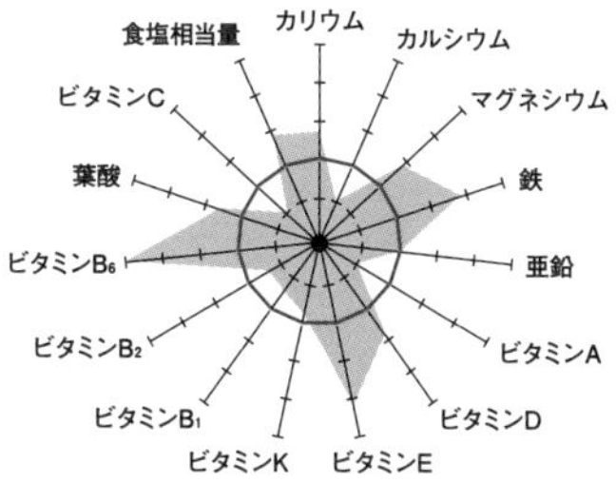

カルシウム、ビタミンA、ビタミンCが若干不足気味。

深川丼(52P)

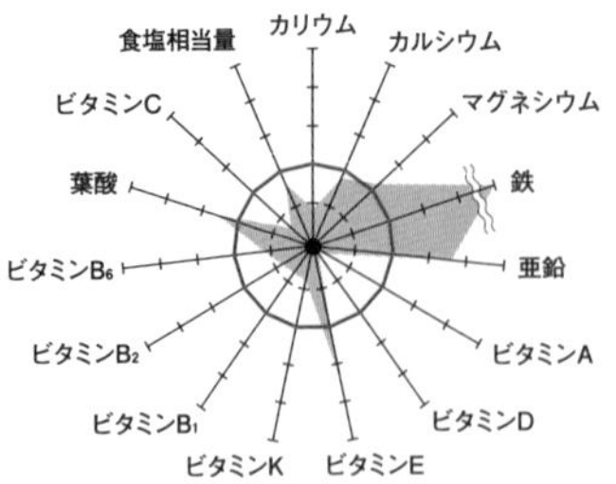

鉄の含有量が際立っているレシピ。鉄分不足はこの丼で解決。

アボカドまぐろ丼(麦酢飯)(50P)

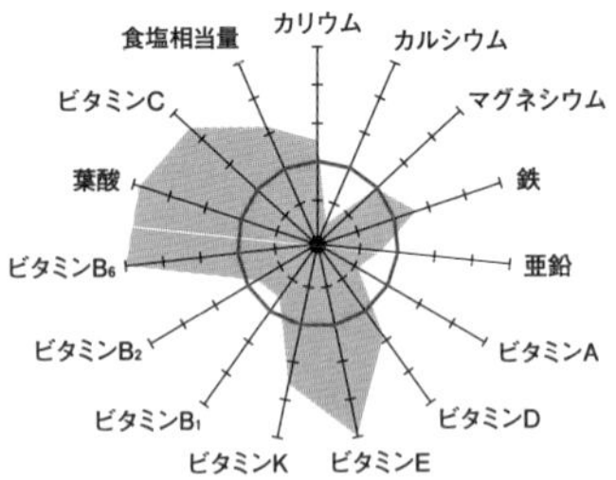

きのこのあんかけ丼など、カルシウムが多めの丼で調整。

あんかけ豆腐丼(56P)

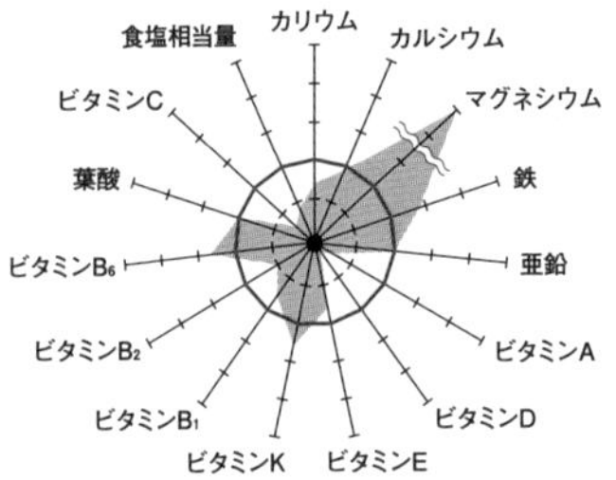

ビタミンDがほぼ0なので、朝・昼・晩どこかの食事で補給したい。

とようけ丼(54P)

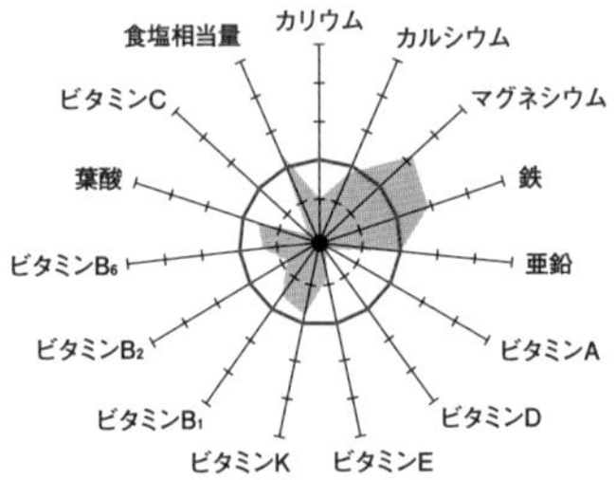

ビタミンA、ビタミンC、ビタミンDを積極的に補給して調整。

きのこのあんかけ丼(60P)

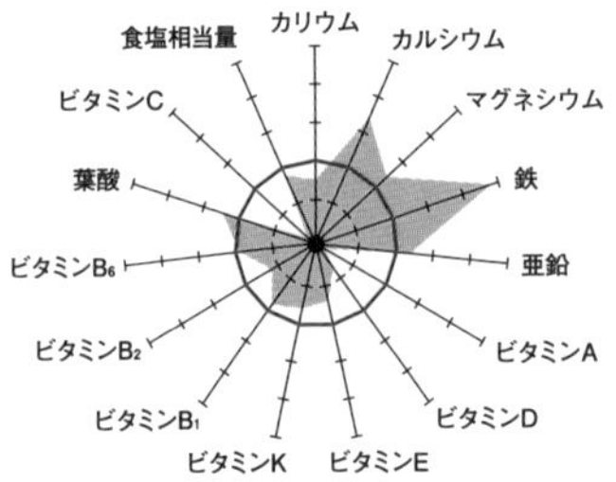

ビタミンA、ビタミンCがほぼ0なので、朝・昼・晩どこかの食事で補給。

明太豆腐丼(わかめごはん)(58P)

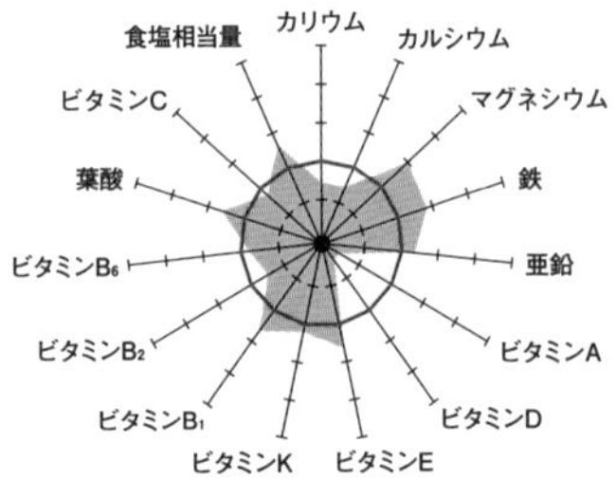

マグネシウム、鉄が豊富。ビタミンA、ビタミンDを積極的に補給。

目玉焼き丼(じゃこごはん)(64P)

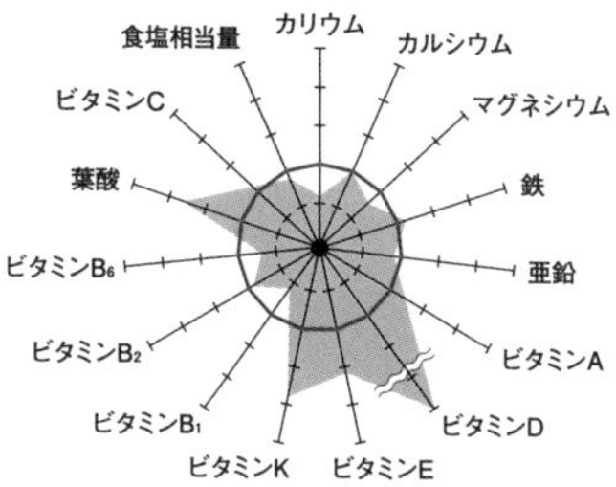

ビタミンDが豊富。ほかのビタミン、ミネラルもまんべんなく摂取。

ささみオクラ納豆丼(62P)

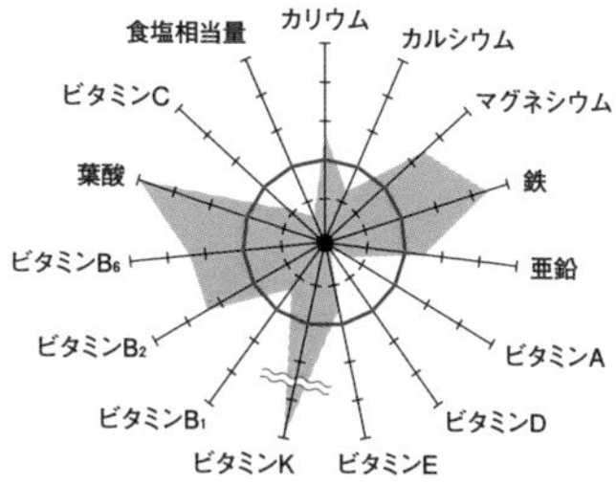

ビタミンKの含有量が際立っているレシピ。ビタミンDが0なので補給したい。

カリフラワーごはんのドリア(68P)

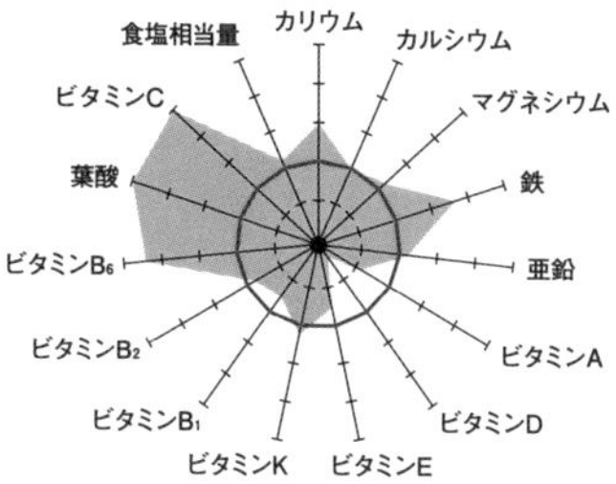

ビタミンB_6、ビタミンC、葉酸が豊富。ビタミンDを積極的に補給。

"回鍋肉"丼(66P)

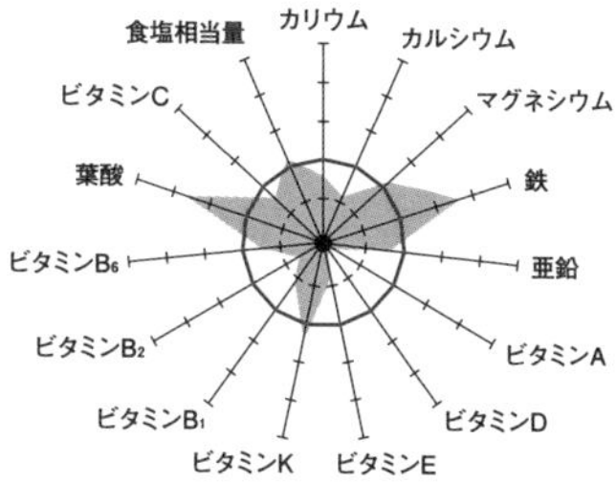

ビタミンA、ビタミンB_2、ビタミンDを積極的に補給して調整。

焼き鳥卵とじ丼(74P)

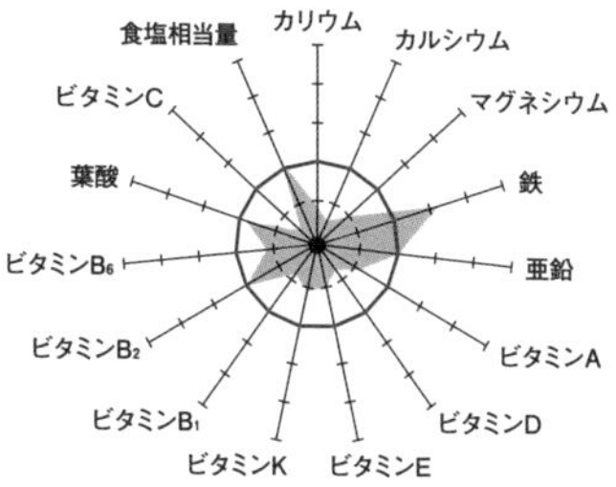

ビタミン類が全般的に基準値より下回るので、わかめの梅サラダ(96ページ)で調整。

「慈恵」定番カレー丼(70P)

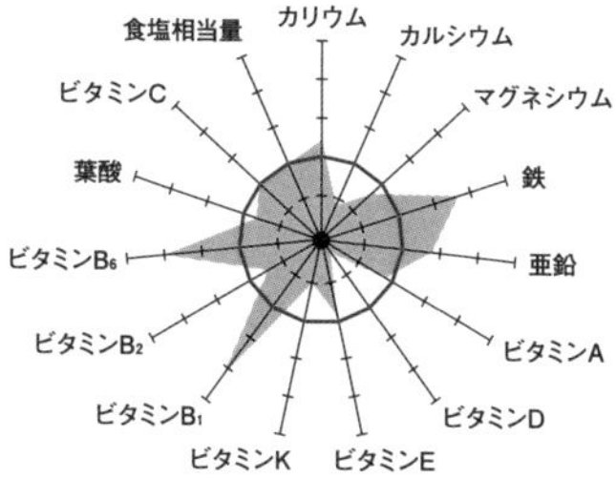

カルシウム、ビタミンD、ビタミンKが足りないが、ほかは比較的まんべんなく摂取。

ポン酢のさっぱり豚丼(78P)

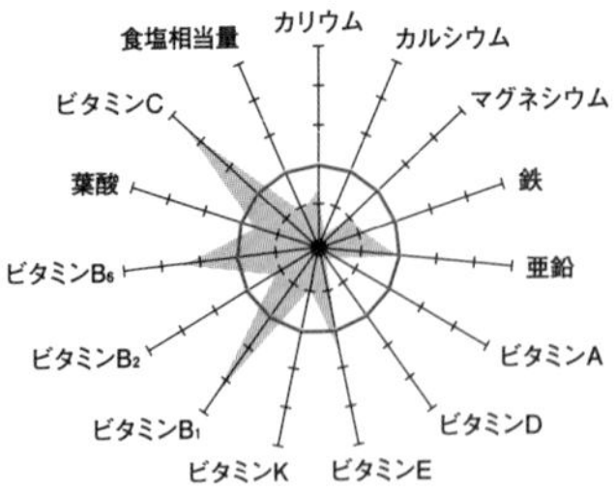

ビタミンB_1、ビタミンCが豊富。カルシウム、ビタミンA、ビタミンDを補給。

鶏照り焼き丼(76P)

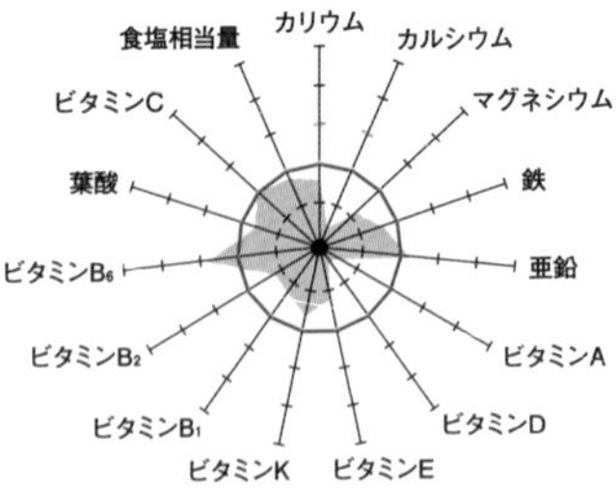

カルシウム、ビタミンA、ビタミンDを積極的に補給して調整。

ビタミンたっぷりステーキ丼(82P)

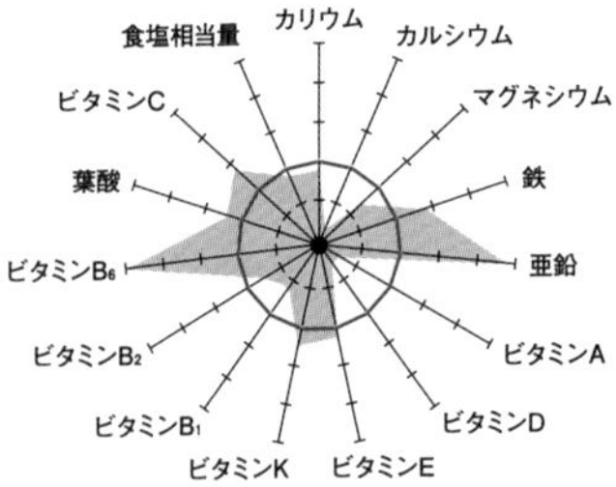

亜鉛、ビタミンB_6がとくに豊富。カルシウム、ビタミンA、ビタミンDを補給。

チンジャオロースー丼(80P)

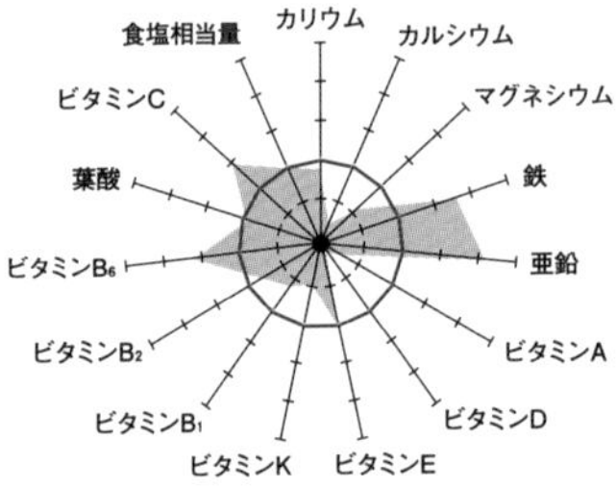

ビタミンDが0。あとカルシウム、ビタミンAを積極的に補給して調整。

ねぎさば丼(84P)

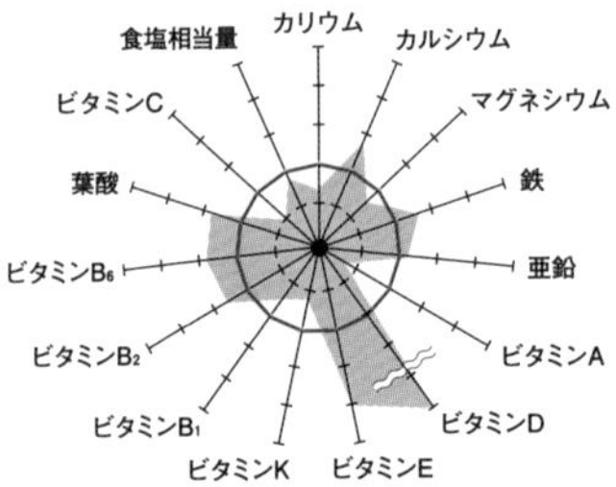

ビタミンD、ビタミンEが豊富。ほかのビタミンも比較的まんべんなく摂取。

鮭の西京焼き丼(83P)

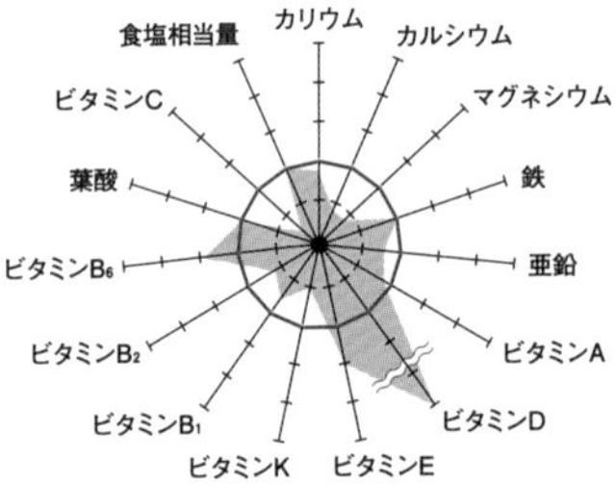

ビタミンD、ビタミンEが豊富なレシピ。ビタミンCを補給して調整。